临床妇产科诊治

主编◎焦 杰

吉林科学技术出版社

图书在版编目（CIP）数据

临床妇产科诊治/ 焦杰主编. -- 长春 :吉林科学
技术出版社, 2019.8
ISBN 978-7-5578-5955-8

Ⅰ. ①临… Ⅱ. ①焦… Ⅲ. ①妇产科病–诊疗 Ⅳ.
①R71

中国版本图书馆CIP数据核字(2019)第159937号

临床妇产科诊治
LINCHUANG FUCHANKE ZHENZHI

出 版 人　李　梁
责任编辑　李　征　李红梅
书籍装帧　山东道克图文快印有限公司
封面设计　山东道克图文快印有限公司
开　　本　787mm×1092mm　1/16
字　　数　222千字
印　　张　9.5
印　　数　3000册
版　　次　2019年8月第1版
印　　次　2020年6月第2次印刷

出　　版　吉林科学技术出版社
发　　行　吉林科学技术出版社
地　　址　长春市福祉大路5788号出版集团A座
邮　　编　130000
发行部电话/传真　0431-81629529　　81629530　　81629531
　　　　　　　　　　　　81629532　　81629533　　81629534
储运部电话　0431-86059116
编辑部电话　0431-81629508
网　　址　http://www.jlstp.net
印　　刷　北京市兴怀印刷厂

书　　号　ISBN 978-7-5578-5955-8
定　　价　98.00元

前　言

　　21世纪，生物科学技术的飞速发展，推动了现代医学技术的进步，妇产科作为医学科学的一个重要分支，与其他学科的联系非常密切。妇产科疾病的诊断方法和治疗过程从过去由临床主治医师个人的经验决定逐渐向基于专业共识的循证指南指导下进行转变。近年来，妊娠期的相关疾病（糖尿病、高血压、肝内胆汁淤积、异位妊娠和滋养细胞）在诊断和治疗上取得了可喜的成绩，女性妇科癌症（子宫肌瘤、宫颈癌、卵巢肿瘤和子宫内膜癌）的诊断和治疗也取得了较大的进步。

　　本书共八章，详细阐述了妇产科常见疾病的诊断和治疗，包括女性生殖系统炎症、子宫内膜异位症及子宫腺肌症、妊娠滋养细胞疾病、盆腔痛和痛经、宫颈、病理妊娠、胎儿及附属物异常、异常分娩等内容。本书的撰写以简明扼要、条理清晰、便于使用为原则，集妇产科疾病和计划生育内容于一体，可供妇产科专业和计划生育、妇幼保健工作者参考阅读使用。

　　由于医学的发展日新月异，加上本书涉及面比较广泛，在编写过程中难免有局限性，书中内容难免有遗漏之处，望各们同道和读者不吝指正，以便以后完善再版。

编　者

目　　　录

第一章 女性生殖系统炎症

第一节 外阴及阴道炎

一、外阴炎

（一）非特异性外阴炎

各种病原体侵犯外阴均可引起外阴炎，以非特异性外阴炎多见。

【诊断标准】

1.临床表现

（1）病史：糖尿病、尿瘘、粪瘘，阴道灌洗史等。

（2）症状：外阴部瘙痒、疼痛及灼热感，阴道分泌物增多。

（3）妇科检查：急性炎症时小阴唇内外侧红肿，可呈片状湿疹，严重时可见脓疱形成或浅小溃疡。慢性炎症时外阴皮肤粗糙增厚，可出现皲裂以及腹股沟淋巴结肿大。

2.辅助检查

需除外特异性外阴炎。

（1）阴道分泌物生理盐水悬液检查滴虫、真菌，除外特异性阴道炎引起的外阴炎。

（2）阴道分泌物检查清洁度、pH（一般清洁度多为Ⅲ度，pH＞4.5）；宫颈分泌物检查衣原体、淋病奈瑟菌。必要时行阴道分泌物细菌培养及药物敏感试验。

（3）外阴部溃疡必要时做活体组织病理检查及梅毒血清学检查。

（4）检查尿糖及血糖。

【治疗原则】

1.一般治疗

（1）保持外阴干燥，避免搔抓。

（2）0.02％高锰酸钾溶液坐浴，每日 2～3 次；或 3％～5％硼酸水坐浴，每日 1～2 次。

（2）药物治疗

应针对病原体选择抗生素治疗。

（二）尿道旁腺炎

尿道旁腺开口位于尿道口后壁两侧，当尿道发生感染时，致病菌可潜伏于尿道旁腺而致尿道旁腺炎。致病菌主要为淋球菌、葡萄球菌、大肠埃希菌和链球菌等。

【诊断标准】

1.临床表现

（1）病史：有尿道炎病史。

（2）症状：尿频、尿急、尿痛及排尿后尿道灼热感和疼痛。

(3)妇科检查:尿道口后壁两侧腺管开口处充血、水肿,用手指按压有脓性分泌物溢出。

2.辅助检查

(1)在腺管开口处取脓性分泌物做涂片及细菌培养,如涂片及培养有淋球菌或其他致病菌生长即可明确诊断。

(2)中段尿镜检尿液中有较多的白细胞,表示存在泌尿系感染。

【治疗原则】

(1)抗生素治疗,如为淋病奈瑟菌感染按淋病奈瑟菌性尿道炎治疗,可用第三代头孢类药物。如对头孢类药物过敏可应用大观霉素 2g,一次肌内注射。性伴同时治疗。其他细菌感染时可按细菌培养及药敏试验结果给药。

(2)治疗结束后需继续随访,在感染部位再取分泌物做涂片及细菌培养,以观察疗效。

(三)急性前庭大腺炎及前庭大腺脓肿

前庭大腺炎多发生于生育年龄妇女、婴幼儿。急性炎症期因腺管口肿胀或渗出物凝聚而阻塞,脓液不能外流积存而形成脓肿,称前庭大腺脓肿。慢性期脓液逐渐吸收而成为清晰透明黏液,称为前庭大腺囊肿。主要病原为淋球菌及其他细菌。

【诊断标准】

1.临床表现

(1)症状:一侧外阴局部疼痛、肿胀,当脓肿形成时疼痛加剧。

(2)妇科检查:大阴唇下 1/3 处有硬块,表面红肿,压痛明显。当脓肿形成,可有波动感,当脓肿增大,表皮可自行破溃。

2.辅助检查

前庭大腺开口处或破溃处取脓液做涂片及细菌培养。

【治疗原则】

1.急性前庭大腺炎

(1)卧床休息,保持局部清洁。

(2)局部用。

(3)针对病原应用抗生素。

2.前庭大腺脓肿

当脓肿局限,边界清晰,有波动感时应及时切开引流。脓液引流后放置引流条,24 小时后取出,0.02%高锰酸钾溶液坐浴。

(四)前庭大腺囊肿

【诊断标准】

1.病史

有前庭大腺急性炎症史或有淋病史。

2.临床表现

(1)症状:外阴部坠胀感,性交不适。

(2)妇科检查:在一侧大阴唇后部下方有囊性包块,常向大阴唇外侧突出,无触痛,边界清楚。

3.辅助检查

诊断困难时,可做局部穿刺,抽得的黏液送细菌培养和做药物敏感试验。

【治疗原则】

囊肿较小且无症状可随访。囊肿较大或反复急性发作宜行囊肿造口术,术后仍可保持腺体功能。

(五)外阴溃疡

外阴溃疡可因外阴炎症(特异性外阴炎、单纯疱疹病毒感染、外阴结核、梅毒、软下疳等)、白塞病、外阴癌等引起。

【诊断标准】

1.临床表现

(1)非特异性外阴炎搔抓后,局部疼痛,可伴低热、乏力等,溃疡周围有明显炎症。

(2)疱疹病毒感染,起病急,疱疹破后形成溃疡,可伴或不伴发热、腹股沟淋巴结肿大及全身不适。溃疡基底灰黄色,多伴疼痛,明显充血水肿,可自愈,但常复发。

(3)白塞病发展中的一个阶段可为急性外阴溃疡,与眼、口腔病变先后出现,可分为坏疽、下疳粟粒型。

(4)梅毒、软下疳见性病。

(5)外阴结核及外阴癌可表现为慢性溃疡。

2.辅助检查

(1)分泌物做细菌培养、血清学检测。

(2)久治不愈者应做活组织检查,除外结核与癌。

【治疗原则】

(1)保持外阴干燥、清洁,避免摩擦搔抓。

(2)0.02％高锰酸钾坐浴。

(3)非特异性外阴炎引起的溃疡局部用抗生素软膏。白塞病需注意改善全身情况,急性期可用皮质类固醇激素缓解症状。局部用复方新霉素软膏,1％～2％硝酸银软膏。其他原因引起的溃疡按不同的病因采取不同的治疗。

二、阴道炎

(一)滴虫性阴道炎

滴虫性阴道炎是由阴道毛滴虫感染引起的生殖道炎症。主要经性接触直接传播,也可间接传播。

【诊断标准】

1.临床表现

(1)阴道分泌物增多,多呈泡沫状、黄绿色。

(2)外阴瘙痒、灼热感。

(3)部分患者有尿频等症状。

(4)少数女性表现轻微,甚至没有症状。

(5)妇科检查:体检可见外阴阴道黏膜充血,阴道分泌物多呈泡沫状、黄绿色。

2.辅助检查

下列方法任何一项阳性即可确诊：

(1)悬滴法：在阴道分泌物中找到阴道毛滴虫，但其敏感性仅为60%～70%，且需要立即湿片检查以获得最佳效果。

(2)培养法：最为敏感及特异的诊断方法，准确率达98%。对于临床可疑而悬滴法结果阴性的女性，可做滴虫培养。

【治疗原则】

1.治疗方案

主要是硝基咪唑类药物。滴虫性阴道炎经常合并其他部位的滴虫感染，故不推荐局部用药。

(1)推荐方案：全身用药——甲硝唑2g，单次口服；或替硝唑2g，单次日服。

(2)替代方案：全身用药——甲硝唑，400mg，口服，2次/天，共7天。

对于不能耐受口服药物或不适宜全身用药者，可选择阴道局部用药，但疗效低于口服用药。

(3)注意事项：患者服用甲硝唑24小时内或在服用替硝唑72小时内应禁酒。

2.性伴的治疗

对性伴应同时治疗，并告知患者及性伴治愈前应避免无保护性交。

3.随访

治疗后无临床症状者不需随访。

(二)外阴阴道假丝酵母菌病

外阴阴道假丝酵母菌病(VVC)主要由假丝酵母菌感染引起的阴道炎症。VVC分为：单纯性VVC和复杂性VVC。单纯性VVC是指正常非孕宿主发生的散发由白色念珠菌所致的轻度VVC。复杂性VVC包括：复发性VVC、重度VVC、妊娠期VVC、非白念珠菌所致的VVC或宿主为未控制的糖尿病、免疫低下者。重度VVC是指临床症状严重，外阴或阴道皮肤黏膜有破损，按VVC评分标准(表1-1)，评分≥7分为重度VVC。复发性外阴阴道假丝酵母菌病(RVVC)是指一年内有症状性VVC发作≥4次。

表1-1 VVC的评分标准

评分项目	0	1	2	3
瘙痒	无	偶有发作，可被忽略	能引起重视	持续发作，坐立不安
疼痛	无	轻	中	重
充血、水肿	无	<1/3阴道充血	1/3～2/3阴道壁充血	>2/3阴道壁充血
抓痕、皲裂、糜烂	无			有
分泌物量	无	较正常稍多	量多，无溢出	量多，有溢出

【诊断标准】

1.临床表现

(1)外阴痒，可伴外阴、阴道烧灼感。

（2）白带增多,呈白色豆渣样或凝乳样。

（3）妇科检查外阴局部充血、肿胀,小阴唇内侧及阴道黏膜表面有白色片状薄膜或凝乳状物覆盖。

2.辅助检查

（1）悬滴法:10%KOH 镜检,菌丝阳性率 70%～80%。生理盐水法阳性率低,不推荐。

（2）涂片法:革兰染色法镜检,菌丝阳性率 70%～80%。

（3）培养法:RVVC 或有症状但多次显微镜检查阴性者,应采用培养法,同时进行药物敏感试验。

【治疗原则】

1.基本原则

（1）积极去除 VVC 的诱因。

（2）规范化应用抗真菌药物,首次发作或首次就诊是规范化治疗的关键时期。

（3）性伴无需常规治疗;RVVC 患者的性伴应同时检查,必要时给予治疗。

（4）不常规进行阴道冲洗。

（5）VVC 急性期间避免性生活或性交时使用安全套。

（6）同时治疗其他性传播疾病。

（7）强调治疗的个体化。

（8）长期口服抗真菌药物要注意监测肝、肾功能及其他相关不良反应。

2.抗真菌治疗

（1）治疗方法包括阴道用药和口服用药两种。

（2）治疗方案:

1）单纯性 VVC:下列方案任选一种,具体方案如下。

①阴道用药:

咪康唑软胶囊 1200mg,单次用药。

咪康唑栓/软胶囊 400mg,每晚 1 次,共 3 日。

咪康唑栓 200mg,每晚 1 次,共 7 日。

克霉唑栓/片 500mg,单次用药。

克霉唑栓 100mg,每晚 1 次,共 7 日。

制霉菌素泡腾片 10 万 U,每晚 1 次,共 14 日。

制霉菌素片 50 万 U,每晚 1 次,共 14 日。

②口服用药:氟康唑,150mg,顿服,共 1 次。

2）重度 VVC:应在治疗单纯性 VVC 方案基础上,延长疗程。症状严重者,局部应用低浓度糖皮质激素软膏或唑类霜剂。氟康唑:150mg,顿服,第 1、4 天应用。其他可以选择的药物还有伊曲康唑等,但在治疗重度 VVC 时,建议 5～7 天的疗程。

3）妊娠期 VVC:早孕期权衡利弊慎用药物。选择对胎儿无害的唑类阴道用药,而不选用口服抗真菌药物治疗。具体方案同单纯性 VVC,但长疗程方案疗效会优于短疗程方案。

4）复发性 VVC:治疗原则包括强化治疗和巩固治疗。根据培养和药物敏感试验选择药物。在强化治疗达到真菌学治愈后,给予巩固治疗半年。下述方案仅供参考。

①强化治疗:治疗至真菌学转阴。具体方案如下。

口服用药,氟康唑150mg,顿服,第1、4、7天应用。

阴道用药,咪康唑栓/软胶囊400mg,每晚1次,共6日。咪康唑栓1200mg,第1、4、7天应用。克霉唑栓/片500mg,第1、4、7天应用。克霉唑栓100mg,每晚1次,7~14日。

②巩固治疗:目前国内、外没有较为成熟的方案,建议对每月规律性发作一次者,可在每次发作前预防用药一次,连续6个月。对无规律发作者,可采用每周用药一次,预防发作,连续6个月。对于长期应用抗真菌药物者,应监测肝肾功能。

3.随访

症状持续存在或2个月内再发者应进行随访。对RVVC在治疗结束后7~14天、1个月、3个月和6个月各随访一次,3个月以及6个月时建议同时进行真菌培养。

(三)细菌性阴道病

细菌性阴道病(BV)是以阴道乳杆菌减少或消失,相关微生物增多为特征的临床症候群。与BV发病相关的微生物包括:阴道加德纳菌、普雷沃菌属、动弯杆菌、拟杆菌、消化链球菌、阴道阿托普菌和人型支原体等。

【诊断标准】

大约半数BV患者无临床症状,有症状者可表现为白带增多伴腥臭味,体检见外阴阴道黏膜无明显充血等炎性反应,阴道分泌物均质稀薄。

BV主要根据临床诊断(Amsel标准),下列4项临床特征中至少3项阳性可诊断为BV:①线索细胞阳性;②氨试验阳性;③阴道pH大于4.5;④阴道均质稀薄分泌物。其中线索细胞阳性是必备条件。

有条件者可采用阴道涂片Nugent评分诊断。

【治疗原则】

1.治疗指征

有症状患者、妇科和产科手术前患者、无症状孕妇。

2.具体方案

(1)首选方案:甲硝唑400mg,口服,每日2次,共7天;或甲硝唑阴道栓(片)200mg,每日1次,共5~7天;或2%氯洁霉素膏(5g),阴道上药,每晚1次,共7天。

(2)替换方案:氯洁霉素300mg,口服,每日2次,共7天。

(3)可选用恢复阴道正常菌群的微生态制剂。

3.性伴的治疗

无需常规治疗性伴。

4.随访

治疗后若症状消失,无需随访。对妊娠合并BV需要随访治疗效果。

(四)幼女性阴道炎

幼女性阴道炎常与外阴炎并存,多见于1~5岁幼女。常见病原体有葡萄球菌、链球菌、大肠埃希菌、变形杆菌等。可因外阴不洁或直接接触污物引起,也可由阴道异物所致。

【诊断标准】

1.病史

有接触污物史或有阴道异物史。

2.临床表现

(1)患儿因外阴痒痛而哭闹不安,常用手抓外阴。

(2)妇科检查:

1)外阴红肿,前庭黏膜充血,有脓性分泌物自阴道口流出。有时可见小阴唇相互粘连,严重者甚至可致阴道闭锁。

2)用小指作肛指或用鼻镜、宫腔镜、B超检查,注意有无阴道异物,如有血性分泌物时应排除生殖道恶性肿瘤。任何阴道排出物都应送病理检查。

3.辅助检查

(1)取分泌物找滴虫、真菌、蛲虫卵。

(2)分泌物涂片染色找致病菌。

(3)必要时取分泌物做细菌、衣原体、淋病奈瑟菌等培养,并做药敏试验。

【治疗原则】

(1)去除病因,如有阴道异物应取出。保持外阴清洁、干燥。

(2)0.5％～1％乳酸溶液通过小号导尿管冲洗阴道或清洗外阴,局部敷以红霉素软膏。

(3)久治不愈或反复发作者,可在外敷软膏内加入少量己烯雌酚(0.05mg以下)。

(4)根据致病菌及药敏试验,选用敏感抗生素口服或肌内注射。

(五)老年性阴道炎

老年性阴道炎是由于卵巢功能衰退,雌激素水平降低,阴道黏膜抵抗力减弱,致病菌易于侵入而引起的阴道炎。

【诊断标准】

1.病史

月经史、绝经时间、卵巢手术史、有关疾病史或盆腔放射治疗史。

2.临床表现

(1)白带增多,多为黄水状,感染严重时白带可呈脓性或脓血性,有臭味。

(2)外阴瘙痒、灼热感,可伴盆腔腹胀不适。

(3)妇科检查阴道黏膜皱襞消失,上皮菲薄,黏膜充血,表面有散在小出血点或点斑状出血。

3.辅助检查

(1)阴道涂片底层细胞多,清洁度差。

(2)取阴道分泌物查滴虫及真菌。

【治疗原则】

1.全身用药

可考虑激素替代治疗。

2.局部用药

(1)1％乳酸溶液或0.5％醋酸溶液或3％硼酸液清洗外阴,每日1次。

（2）针对致病微生物治疗。

3.治疗注意点

（1）有血性白带或少量不规则阴道流血的患者，应除外子宫恶性肿瘤。

（2）若行激素治疗，应除外生殖器肿瘤，治疗期间应严密监测，定期复查。

第二节　宫　颈　炎

宫颈炎症是常见的女性下生殖道炎症。宫颈炎症包括宫颈阴道部及宫颈管黏膜炎症。因宫颈阴道部鳞状上皮与阴道鳞状上皮相延续，阴道炎症可引起宫颈阴道部炎症。临床多见的宫颈炎是宫颈管黏膜炎。若宫颈管黏膜炎症得不到及时彻底治疗，可引起上生殖道炎症。

【病因及病原体】

病因包括：①机械性刺激或损伤长期慢性刺激是宫颈炎的主要诱因，如已婚妇女多发，与性生活有一定的关系。分娩、人工流产、诊断性刮宫等可引起宫颈裂伤或损伤而导致细菌感染引起炎症。加之宫颈内膜皱襞多，易藏细菌，感染后不易清除，且宫颈分泌物多而有利于细菌生长。②与化学药物刺激、腐蚀或对药物及男性精液的过敏反应有关。

宫颈炎的病原体有：①性传播疾病病原体，淋病奈瑟菌及沙眼衣原体，主要见于性传播疾病的高危人群；②内源性病原体，部分宫颈炎的病原体与细菌性阴道病、生殖支原体感染有关。

【临床表现】

大部分患者无症状。有症状者主要表现为阴道分泌物增多，可为白色、淡黄或脓性或血性，有时有接触性出血，可伴有外阴瘙痒、下腹坠痛、腰骶部酸胀，经期劳累后加重。黏稠脓性白带不利于精子存活及穿过，可引起不孕症。此外，可出现经间期出血、性交后出血等症状。若合并尿路感染，可出现尿急、尿频、尿痛。妇科检查见宫颈充血、水肿、黏膜外翻，有黏液脓性分泌物附着，甚至从宫颈管流出，宫颈管黏膜质脆，容易诱发出血。

【诊断】

1.两个特征性体征

（1）宫颈管或宫颈管棉拭子标本上，肉眼见到脓性或黏液脓性分泌物。

（2）棉拭子擦拭宫颈管时，容易诱发宫颈管内出血。

2.检测宫颈管分泌物或阴道分泌物中的白细胞

（1）宫颈管脓性分泌物涂片作革兰染色，中性粒细胞＞30/高倍视野。

（2）阴道分泌物湿片检查，白细胞＞10/高倍视野。

出现两个特征性体征，显微镜检查阴道分泌物白细胞增多，即可作出宫颈炎症的初步诊断。宫颈炎症诊断后，需进一步做衣原体及淋病奈瑟菌的检测，以及有无细菌性阴道病及滴虫阴道炎。

【治疗】

主要为针对病原体的抗生素药物治疗。

（1）单纯急性淋病奈瑟菌性宫颈炎，主张大剂量、单次给药，常用药物有第三代头孢菌素，如头孢曲松 250mg，单次肌内注射，或头孢克肟 400mg，单次口服；氨基苷类的大观霉素 4g，单次肌内注射。

（2）沙眼衣原体感染所致宫颈炎：治疗药物主要有四环素类，如多西环素 100mg，每日 2次，连服 7日；红霉素类，主要有阿奇霉素 1g 单次顿服，也可红霉素 500mg，每日 4次，连服 7日；喹诺酮类，主要有氧氟沙星 300mg，每日 2次，连服 7日；左氧氟沙星 500mg，每日 1次，连服 7日。

（3）对于合并细菌性阴道病者：同时治疗细菌性阴道病，否则将导致宫颈炎持续存在。

（4）由于淋病奈瑟菌感染常伴有衣原体感染，建议如为淋菌性宫颈炎，可不进行衣原体的检查而直接同时应用治疗淋病及衣原体感染的药物。

第三节　盆　腔　炎

一、概述

盆腔炎（PID）是妇女常见的疾病，即女性内生殖器（子宫体部、输卵管、卵巢）及其周围的结缔组织、盆腔腹膜炎症的总称，多发生于产后、剖宫产后、流产后以及妇科手术后，细菌进入创面感染而得病，发病可局限于一个部位、几个部位或致整个盆腔脏器，有急性及慢性盆腔炎之分。急性者发病危急，症状严重，可因败血症危及生命，慢性者症状时好时坏，反复发作，影响患者的身心健康及工作。根据病原体的差异，盆腔炎又可分为两大类，一类为特异性盆腔炎，包括由淋球菌、结核杆菌等所致的炎症；另一类为非特异性盆腔炎。

（一）发病率

盆腔炎是一种较常见的妇科疾病。在一些性生活紊乱及性病泛滥的国家中，此症尤为常见。据美国 1983 年的统计，该国全年约有 85 万妇女患盆腔炎，其中需住院治疗者约为 20 万人。国内因医疗条件的限制或对妇科小手术的无菌操作重视不足以及宫内节育器的广泛应用等原因，盆腔炎仍较多见，但目前尚无对发病率的较大量统计数字可资参考。

（二）病原体

多年来已知淋球菌、结核杆菌、较常见的葡萄球菌、溶血性链球菌以及大肠杆菌等是导致盆腔炎的主要致病菌，但某些寄生虫，如丝虫、血吸虫以及流行性腮腺炎病毒亦偶可感染盆腔生殖器官。

近年来，由于涂片、培养技术以及血清免疫学的改进和提高，对导致盆腔炎的病原体不断有了新的发现和认识。目前一般认为盆腔炎的病原体可以分为以下两大类。①内源性病原体：即指这些病原体在正常情况下即寄生于阴道中，但不致病。这是由于阴道内存在着大量革兰阳性、厌氧阴道杆菌，而这些杆菌通过对阴道黏膜细胞中糖原的发酵作用而产生大量乳酸，维持阴道在酸性（pH 4～5）状态，从而使原可致病的病原体不产生危害，但一旦环境改变（如 pH 上升）或条件有利（如组织有损伤），这些病原体即活跃起来而产生破坏作用。此外，血供障碍及组织坏死则有利于厌氧菌的繁殖与生长，并起致病作用。②外源性病原体：即细菌、沙眼衣原体、寄生虫等。

1.需氧菌

（1）葡萄球菌：为较多见的病原体，属革兰阳性球菌，其中以金黄色葡萄球菌致病力最强，多于产后、剖宫产后、流产后或妇科手术后，细菌通过阴道上行感染至宫颈、子宫、输卵管黏膜。本菌对一般常用的抗生素可产生耐药，根据药物敏感试验用药较为理想，耐青霉素酶的金黄色葡萄球菌对头孢噻吩（先锋霉素Ⅰ）、万古霉素、克林霉素（氯洁霉素）、氯霉素等敏感。

（2）链球菌：也属革兰阳性球菌，其中以乙型链球菌致病力最强，能产生溶血素及多种酶，使感染扩散，本菌对青霉素敏感，但这种细菌是新生儿败血症的主要病原菌，偶可成为致命感染的病原菌。此菌可在成年女性阴道内长期寄居。有报道妊娠后期此类菌在阴道的携带率为5%～29%。

（3）大肠杆菌：为肠道的寄生菌，是革兰阴性菌，一般不致病，但如机体抵抗力极低，或因外伤等，大肠杆菌侵入肠道外组织或器官时，可引起严重的感染甚至产生内毒素休克。大肠杆菌常与其他致病菌混合感染。本菌对卡那霉素、庆大霉素、头孢噻吩（先锋霉素Ⅰ）、羧苄西林等敏感，但易产生耐药菌株，使用时宜先作药敏试验。

（2）厌氧菌

是盆腔感染的主要菌种之一，主要来源于结肠、直肠、阴道及口腔黏膜。本菌数量较大，在肠腔中厌氧菌与需氧菌的数量比为100∶1。国外一些先进的医院已将厌氧菌的检测列为细菌学检测的常规。在妇产科方面常见的病原菌有以下几种。

（1）消化链球菌：属革兰阳性菌，易滋生于产后子宫内膜坏死的蜕膜碎片或残留的胎盘中，其内毒素毒力较大肠杆菌为低，可能破坏青霉素的 β-内酰酶，对青霉素有抗药性，还产生肝素酶，溶解肝素，促进凝血，可致血栓性静脉炎。

（2）脆弱类杆菌：系革兰阴性菌，有报道在严重盆腔感染中主要的厌氧菌是脆弱类杆菌，这种感染的恢复期很长，伴有恶臭。本菌对甲硝唑、头孢菌素、多西环素等敏感，对青霉素易产生耐药。

（3）产气荚膜梭状芽孢杆菌：系革兰阴性菌，多见于创伤组织感染及非法堕胎等后的感染。分泌物恶臭，组织内有气体，易产生中毒性休克。

以上3种厌氧菌为最常见者，其特点为易形成盆腔脓肿，感染性血栓静脉炎，脓液有粪臭及气泡，70%～80%盆腔脓肿可培养出厌氧菌，本菌对克林霉素、头孢菌素、甲硝唑等均敏感。

3.性传播的病原体

如淋菌、沙眼衣原体、支原体等。

4.病毒感染

如巨细胞病毒是疱疹病毒所属的一组病毒，受感染的细胞内有包涵体，体积增大，病原体在 plf＜5,20%乙醚，紫外线照射 5min 后完全灭活。身体极度衰弱及免疫功能低下的患者易受感染。孕妇患此病可引起死胎、流产及早产。

5.寄生虫

血吸虫、丝虫均可成为盆腔炎的感染原，但这类感染较为罕见，仅偶见于此类寄生虫病的高发地区。

6.流行性腮腺炎病毒

多年来已知此种病毒可致卵巢炎。腮腺炎较少发生在成年人，而腮腺炎患者合并有腮腺炎病毒卵巢炎者,仅占极少数且所引起的症状不明显,故易被忽视。

（三）有关检查病原体的几个问题

（1）取标本检查病原体可以通过:作阴道后穹穿刺取盆腔液或脓液,作培养或涂片检查,但经穿刺所发现的细菌有可能是阴道污染菌而非真正的致病菌;作腹腔镜或剖腹探查,在直视下取输卵管伞端或盆腔脓肿的脓液作培养或涂片检查;在宫颈管内取分泌物作培养或涂片检查,如发现有某种病原体亦可为盆腔炎的致病原提供一些线索;对较严重的盆腔炎患者,应常规作血液培养检查,如能培养出细菌,则应认为是致病菌,因其受到污染的机会较少。

（2）近年来对厌氧菌的检查有了不少改进,如应用气体色谱法以辨认厌氧菌,方法简便而可靠;涂片染色的改进及免疫荧光检查法的应用均大大提高了发现厌氧菌的准确性。拟杆菌属（尤其是脆弱拟杆菌）、梭状芽孢杆菌属,以及消化链球菌等均为导致严重盆腔炎的厌氧菌。不断改进厌氧菌的培养技术以提高其发现率,对正确诊断与有效治疗盆腔炎极为重要。

（3）盆腔炎症往往是一种以上病原体所致的混合感染,即使是特异性盆腔炎,如淋球菌或结核杆菌所致的盆腔炎也往往并非单一的细菌感染,很可能合并有其他病原体,常为需氧菌与厌氧菌的混合感染。在所培养出的细菌中厌氧菌占 $60\%\sim70\%$。严重的盆腔炎症或已形成盆腔脓肿者常是大肠杆菌与某种厌氧菌的混合感染,恶臭的脓液是由于厌氧菌而非大肠杆菌所致。在瑞典有人发现 25% 的淋菌性输卵管炎患者的脓液中可同时培养出沙眼衣原体。在其他国家亦有类似的报道。因此,在治疗急性盆腔炎时,应经常考虑到混合感染的存在,合理使用抗生素。

（四）传染途径

1.经淋巴系统蔓延

细菌经外阴、阴道、宫颈创伤、宫体创伤处的淋巴管侵入内生殖器及盆腔腹膜、盆腔结缔组织等部分,可形成产后感染,流产后感染,手术后感染,或宫内放置避孕器后的感染。严重的宫颈炎,如宫颈癌所引起的炎症,往往通过淋巴丽感染盆腔结缔组织。丝虫病亦可通过淋巴管而引起盆腔急性淋巴管炎甚至盆腔器官炎症,但这种情况较罕见。

（2）直接蔓延

弥漫性腹膜炎、阑尾炎,以及急性肠憩室炎均可直接影响盆腔生殖器官。经腹进行的妇科手术,尤其是伴有结肠损伤时,可引起严重的盆腔感染。严重的直肠感染时,细菌亦偶可穿过肠壁而直接感染盆腔器官,即使是较简单的经腹全子宫切除术,亦可导致阴道残端上部的盆腔结缔组织炎。经阴道进行子宫切除术,则更有此种可能。

3.经血循环传播

大多数的盆腔结核感染,其结核菌是由肺或其他器官的结核灶经血液传播的。较罕见的流行性腮腺病毒所致的卵巢炎也是经血液传播,血吸虫卵沉积于输卵管,也是血行感染的结果,而全身性的菌血症亦可导致盆腔炎症。

4.沿生殖道黏膜上行蔓延

大多数盆腔炎系病原体侵入外阴、阴道后,沿黏膜面经宫颈内膜、子宫内膜、输卵管内膜,至卵巢及盆腔发生感染。不仅淋球菌是沿黏膜上升至输卵管,其他病原体也是如此。动物实验证实结扎输卵管即不再发生输卵管炎症。在正常情况下,阴道及宫颈外口寄生有大量致病菌,但由于处在强酸性的环境中而不致病,宫颈内口以上则是无菌的。宫颈管经常为黏稠的黏液所堵塞,成为有效的屏障,使阴道内的细菌不易上升至宫腔而致病。一旦阴道内的酸碱度发生改变或宫颈管的黏液变得稀薄或消失,则阴道内的细菌即可上升至宫腔。月经来潮时宫颈黏液被冲出,月经血中和了阴道的酸度,有利于阴道菌丛的活跃与上升。原仅停留在前庭大腺或宫颈处的淋球菌常在月经后沿黏膜上升而导致输卵管炎。

近年来,对阴道细菌上升的机制又有新的阐释,认为细菌的上升可能与以下 3 种因素有关:

(1)精子可成为携带病原体的媒介:研究发现有些盆腔炎患者是有性交频繁或不洁性生活史的已婚或未婚青年妇女,但并无性病感染,因而认为盆腔炎与过频的性生活有关。另一些作者则通过电镜检查在精子头部发现有大肠杆菌、淋球菌、支原体、弓形虫或巨细胞病毒等可致病的病原体,而当精子通过宫颈屏障进入宫腔及输卵管时,即将这些病原体带入而导致炎症的发生。

(2)滴虫可作为媒介:一些学者在子宫腔、输卵管腔甚至在盆腔液中发现滴虫的存在。由电镜检查发现在滴虫的表面附着有大量细菌;在培养滴虫时可同时培养出大量革兰阴性菌或厌氧菌。提示滴虫感染并非是一种仅产生瘙痒而无足轻重的炎症;滴虫很可能是一种可携带其他病原体上升到宫腔及输卵管引起炎症的重要媒介。

(3)被动运输:有人发现在阴道内放置的炭微粒可于短时间内进入宫腔甚至输卵管,认为子宫的收缩以及横膈呼吸运动所引起的腹腔负压可将阴道内的微粒吸入宫腔,推测存在于阴道内的病原体也可能被这种负压吸入宫腔,从而导致盆腔炎。

宫内避孕器的应用已成为最重要的节育措施之一,有关宫内避孕器的安放与盆腔炎的发生之间有密切关系的文献报道越来越多。据国外的大量统计数字表明:安放宫内避孕器的妇女,其盆腔炎的发病率 5～10 倍于不安放的对照组,炎症多发生在安放的初期。放线菌是较常见的致病菌。安放盾形或带尾丝宫内避孕器的妇女,盆腔炎的发病率又明显高于安放环形避孕器者。另一个有意义的观察结果是采用阴道隔或宫颈帽避孕的妇女,其盆腔炎的发病率则低于用药物避孕者。这些事实说明宫内避孕器确系导致盆腔炎的重要诱因,而在性交时加一道宫颈屏障(采用宫颈帽,阴道隔)可以减少上行性感染的机会。

(五)病理特点

盆腔生殖器官及其周围组织应作为一个整体来看待,因为子宫与输卵管相邻而其内腔相通,输卵管与卵巢及盆腔腹膜均互相邻近,盆腔腹膜与盆腔的结缔组织仅一膜相隔且有淋巴相通。因此,一个盆腔器官的炎症,尤其是较严重的炎症,极少孤立存在而不影响其邻近器官及组织。严重的子宫内膜炎往往伴有输卵管炎;较严重的输卵管炎,其管腔内的炎性分泌物由伞端排出后极易累及卵巢及盆腔腹膜,导致后二者的炎症,而严重的输卵管卵巢炎亦多伴有盆腔结缔组织炎。但盆腔结缔组织炎则除病情严重者外,可仅局限于子宫旁及腹膜后的结缔组织而不影响盆腔内其他生殖器官,故盆腔结缔组织炎一般不影响患者的生殖功能。在急性盆腔炎中以输卵管最常受累,且病理改变较明显,而其邻近器官的受累程度可轻重不一。

(六)诊断盆腔炎注意事项

(1)仔细询问病史,了解患者是否有宫内避孕器,了解其性生活史。

（2）将宫颈口、后穹穿刺或腹腔镜检查所取得的分泌物做细菌涂片及培养（包括厌氧菌培养）检查，同时作药敏试验以期能较准确地了解致病的病原体，明确炎症的性质和采取有效药物进行治疗。

（3）常规作超声检查以了解盆腔内有无包块。

（七）治疗原则

（1）对急性盆腔炎患者，应给予积极、彻底的治疗，以防止炎症变为慢性，后者较顽固，且将影响生育功能。

（2）针对病原体进行治疗。盆腔炎多为混合感染，如细菌培养阳性，可根据药敏试验而选用最有效的抗生素治疗。一般联合使用广谱抗生素和抗厌氧菌药物。

（3）对有炎性包块的患者，如用抗生素治疗效果不明显应即考虑手术治疗。

（八）盆腔炎的预防

盆腔炎多来自产后、剖宫产、流产以及妇科手术操作后，因此须作好宣教工作，增强孕期的体质，减少分娩时局部的损伤，严格消毒。月经期生殖器官的抵抗力较弱，容易感染及出血，在月经期间应避免手术操作。手术前应详细检查患者的体质，有无贫血及其他脏器的感染灶等。此外尚须注意有无性乱史。国外报道盆腔炎的高危因素为：①受教育＜12 年；②妊娠＞0 次；③分娩＞0 次；④自然流产＞0 次；⑤在调查前 30d 内＞1 个男性性伴侣；⑥初次性交年龄＜18岁；⑦有淋病史；⑧前次月经期有性交史；⑨有阴道冲洗史等。建议月经期避免性交，限制性对象，鼓励使用避孕套以避免发生盆腔炎。宫腔放避孕器的最初 2 个月患盆腔炎的危险可增加2 倍，建议有这种手术操作的妇女应给予抗生素预防感染。国内尚未见到患盆腔炎的高危因素的资料，但也应作好宣传，如月经期避免性交及手术操作，避免性乱等。

二、子宫内膜炎

子宫内膜炎是妇科常见疾病，当炎症发展至严重阶段时可影响子宫肌层，成为子宫内膜肌炎。子宫内膜炎分急性子宫内膜炎及慢性子宫内膜炎两种。

（一）急性子宫内膜炎

1.病因

急性子宫内膜炎发病多与妊娠有关，如产褥感染及感染性流产，且这两类感染又常是子宫内膜炎中最严重的类型。宫腔手术及放置宫内避孕器时细菌侵入也易发生感染。坏死性的内膜息肉、黏膜下子宫肌瘤或子宫内膜癌也有可能导致急性子宫内膜炎。此外，一些妇女在月经期、身体抵抗力虚弱时性交，或医务人员错误地在不适当的情况下（如宫腔或其他部位的脏器已有感染）进行刮宫术，宫颈糜烂的电熨术，输卵管通液或造影术等均可由于细菌的侵入发生急性子宫内膜炎。

病原体大多为寄生于阴道及宫颈的菌群，最常见者为链球菌、葡萄球菌、大肠杆菌、淋菌、衣原体及支原体、厌氧菌等，细菌可突破子宫颈的防御机制侵入子宫内膜发生急性炎症。据美国纽约市的报道"带环受孕"者偶可导致非常严重的感染甚至死亡，而在死亡者中发现致死的细菌是大肠杆菌（占 60%）、副大肠杆菌（占 10%）、葡萄球菌（占 10%），其余为其他病菌。

（2）病理

子宫内膜炎时子宫内膜充血、水肿，有炎性渗出物和血染。重度炎症内膜的表面可有脓性渗出物,内膜坏死脱落,形成溃疡,并可向下蔓延而感染子宫肌层,在其中形成多发性小脓肿,内膜呈灰绿色,坏死,在镜下可见子宫内膜中有大量散在的多核白细胞浸润,细胞间隙内充满液体,毛细血管扩张,严重者细胞间隙内可见细菌。分泌物可有臭味,如果宫颈开放,引流通畅,可很快消除宫腔内的分泌物而治愈,但也有炎症向深部侵入形成子宫肌炎及输卵管炎或因宫颈口肿胀,引流不畅形成宫腔积脓者。

3.临床表现

除在分娩或流产后所发生的急性子宫内膜炎,由于宫腔内有较大的创面或部分胎盘残留或因细菌的致病力强而可以导致较严重的临床症状外,其他原因所引起的急性子宫内膜炎多属轻型,这与宫腔有开口通向阴道,有利于炎性分泌物的引流有关。急性子宫内膜炎患者可表现为轻度发热、下腹痛、白带增多等现象,白带可以是血性的,如系厌氧菌感染则可有恶臭。检查时子宫可有轻度压痛。如未能及时处理则内膜炎有可能向肌层发展成为子宫肌炎,肌层内出现多发性小脓肿,并可进一步发展为输卵管卵巢炎、盆腔腹膜炎、盆腔结缔组织炎、盆腔静脉炎,甚至可发展成为败血症。此时,患者体温明显升高,可达 39～40℃,子宫增大、压痛,宫旁有增厚及触痛,下腹部有明显压痛。

4.治疗

须采用全身治疗及局部治疗。

(1)全身治疗:本病全身治疗较重要,须卧床休息,给予高蛋白流质饮食或半流质饮食,体位以头高脚低为宜,因有利于腔内分泌物的引流。

(2)抗生素治疗:在药物敏感试验未出结果前,选择广谱抗生素,如青霉素,氨基糖苷类抗生素如庆大霉素、卡那霉素等对需氧菌有效的药物,以及对厌氧菌有效的甲硝唑进行治疗。如无效时,可根据细菌培养敏感试验结果,更换敏感药物。

庆大霉素:80mg 肌内注射,每 8 小时 1 次,同时加用甲硝唑 0.4g 每日 3 次口服,若宫腔内无残留的胎盘组织、宫内避孕器、黏膜下肌瘤等抗生素治疗数日后炎症都能迅速得到控制。

先锋霉素:可用第三代产品即头孢哌酮(先锋必),它的抗菌谱广,可将此 1g 溶于 10% 葡萄糖溶液 500ml 内,同时加入地塞米松 5～10mg,静脉滴注,经 3d 治疗后体温下降病情好转时,改服头孢唑啉(先锋霉素 V 号)0.25g 每日 4 次,皮质激素也应逐渐减量,直至急性症状消失。

如对青霉素过敏,可换用林可霉素,静脉滴注量为 300～600mg/次,每日 2 次,体温平稳后,可改口服用药,每日 1.5～2g 分次给药,持续 1 周,病情稳定后可停药。

氟哌酸:对变形杆菌、绿脓杆菌具有强大的抗菌作用,服药后可广泛分布于全身,对急性子宫内膜炎有良好的治疗作用。用量每日 3 次,每次 0.28g,共 10～14d,或氧氟沙星 200mg 静脉滴注,每日 2～3 次,对喹诺酮类药物过敏者最好不用。

国外对急性子宫内膜炎患者通常住院治疗,以解除症状及保持输卵管的功能,所给抗生素有两个方案:①头孢西丁(噻酚甲氧头孢菌素)2g,静脉注射,每 6 小时 1 次,或头孢菌素 2g,静脉注射,每 12 小时 1 次,加多西环素 100mg,每 12 小时 1 次口服或静脉注射,共 4d,症状改善后 48h,继续使用多西环素 100mg,每日 2 次,共 10～14d 口服,此方案对淋菌及衣原体感染均有效。②克林霉素,900mg 静脉注射,每 8 小时 1 次,庆大霉素 2mg/kg 静脉或肌内注射,此后给 1.5mg/kg 每 8 小时 1 次,共 4d,用药 48h 后,如症状改善,继续用多西环素 100mg,每日 2 次口服,共给药 10～14d,此方案对厌氧菌及兼性革兰阴性菌高度有效。使用上述方案治疗后,体温下降,或症状消失 48h 后患者可出院,继续服用多西环素 100mg,每 12 小时 1 次,共 10～14d,对淋球菌及衣原体感染均有效。

（3）手术治疗:急性子宫内膜炎应避免手术,以免炎症扩散,但如宫颈引流不畅,或宫腔内积留分泌物,或老年妇女宫腔积脓时,须在给大量抗生素的同时清除宫腔残留物,或扩张宫颈使宫腔分泌物引流通畅。经超声或诊刮怀疑有黏膜下肌瘤或息肉存在时,应考虑经宫腔镜切除或手术切除子宫。

在个别情况下,急性子宫内膜炎可急剧发展,炎症范围超越子宫内膜而达子宫肌层以至盆腔器官及腹膜等处成为弥漫性急性盆腔炎,治疗方法见输卵管卵巢炎。

（二）慢性子宫内膜炎

由于子宫内膜有生理上的周期性剥脱,而子宫腔又可通过宫颈口向外开放,有利于分泌物的引流,故慢性子宫内膜炎不常见,症状亦不甚明显,仅有少部分患者因防御机制受损,或病原体作用时间过长,或对急性炎症治疗不彻底而形成。

1.病因

（1）阴道分娩后、剖宫产术后有少量胎膜或胎盘残留,或胎盘附着部的子宫复旧不全,常是引起慢性子宫内膜炎的原因。

（2）宫内避孕器:宫内避孕器的刺激常可引起慢性子宫内膜炎。

（3）更年期或绝经期后:由于体内雌激素水平降低,子宫内膜与阴道黏膜均变得菲薄,易受病菌的侵袭,发生慢性子宫内膜炎。在临床上老年性子宫内膜炎与阴道炎往往并存。

（4）宫腔内有黏膜下肌瘤、息肉、子宫内膜腺癌等时,子宫内膜易受细菌感染发生炎症。

（5）子宫内膜虽有周期性剥脱,但其基底层并不随之剥脱,一旦基底层有慢性炎症即可长期感染内膜的功能层,导致慢性子宫内膜炎。结核性子宫内膜炎是最常见的慢性炎症。

（6）长期存在的输卵管卵巢炎或严重的子宫颈炎可以导致慢性子宫内膜炎。

（7）无明显诱因的慢性子宫内膜炎也可能存在。病原体多来自阴道内的菌群。

（2）病理

慢性子宫内膜炎的内膜间质常有太量浆细胞及淋巴细胞,内膜充血、水肿,有时尚可见到肉芽组织及纤维样变,大量浆细胞的存在是病理诊断慢性子宫内膜炎的依据之一,但有时内膜细胞增生、经前期内膜的蜕膜样改变以及大量淋巴细胞的存在可能影响对浆细胞的辨认。近年来有用免疫过氧化物酶,对免疫球蛋白 G 进行染色,可清楚地辨认浆细胞的特性,从而有助于诊断慢性子宫内膜炎,但内膜中浆细胞少或缺乏,并不能否定慢性子宫内膜炎的存在。

老年性子宫内膜炎的内膜变得菲薄,其中见不到或仅见少量腺体,间质部可出现大片的纤维或肉芽组织。

3.临床表现

慢性子宫内膜炎患者常诉有不规则阴道出血或月经不规则,有时有轻度下腹痛及白带增多。此症的主要症状是:①不规则月经或子宫出血;②约半数患者有下腹痛或坠胀感;③白带增多;④少数患者可能有发热。

主要体征是：①子宫有触痛，可能增大；②宫旁组织可能有增厚及触痛。约有20%的慢性子宫内膜炎患者可以完全无症状，而是由于医师诊断为其他妇科疾病行诊刮时所发现。

老年性子宫内膜炎患者常有绝经期后出血，兼有白带增多，白带往往较稀薄且可能为血性。但遇有此种情况应首先排除宫颈癌或子宫内膜的恶性肿瘤。另外，在使用宫内避孕器者、有非婚性生活史的年轻妇女、妊娠次数＞3次者，以及宫颈慢性炎症的患者中发病率较高。

4.治疗

慢性子宫内膜炎在治疗上应去除诱因，如在阴道分娩后、剖宫产后、人工流产后疑有胎膜胎盘残留者，如无急性出血，可给抗生素3～5d后行刮宫术清除可能残留的胎膜、胎盘组织；有宫内避孕器者，应取出宫内避孕器；如有子宫内膜息肉、黏膜下肌瘤，可根据情况做相应的处理。对老年性子宫内膜炎患者，除在行诊刮时注意扩张宫颈口以利引流外，给予小剂量雌激素。

（三）宫腔积脓

宫腔积脓不常见，易被忽略或误诊。不论是急性或慢性子宫内膜炎所导致的宫颈阻塞，如宫腔内的炎性分泌物不能外流或引流不畅，即可形成宫腔积脓。

造成宫颈管狭窄阻塞的原因可能与宫颈恶性肿瘤、尤其是放疗后患者，宫颈电烙、冷冻或宫颈锥切、严重的慢性宫颈炎、阴道炎所导致的瘢痕形成，以及老年妇女的宫颈萎缩等有关。

患者的主要症状是下腹坠痛、发热。但由于慢性子宫内膜炎而逐渐形成的宫腔积脓也可以无明显症状。妇科检查时可发现子宫增大，柔软，有触痛，宫旁结缔组织可有明显增厚，并可有附件的炎性包块同时存在。老年妇女如有以上情况尤应想到有宫腔积脓的存在。

以宫腔探针探入宫腔时，如有脓液流出，诊断即可确立，但应同时轻取宫腔组织以了解有无恶性肿瘤存在。有时由于宫颈管瘢痕较多，管腔弯曲，探针不易插入，故需耐心操作。一旦诊断确立，将宫颈扩张，脓液即可顺利外流。如引流不够满意可在宫颈管内放置橡皮管引流，以防止颈管在短期内又发生阻塞，影响脓液的排出。如引流通畅，症状即迅速消失，抗生素的应用与否，可根据引流后的疗效而定。对老年患者，可给予倍美力或补佳乐口服7～10d。

三、输卵管卵巢炎、盆腔腹膜炎

（一）急性输卵管炎、卵巢炎、盆腔腹膜炎

在盆腔生殖器官与盆腔组织的炎症中以输卵管炎最常见。由于相互邻近的关系，往往是输卵管炎、卵巢炎以及盆腔腹膜炎甚至盆腔结缔组织炎同时并存，互相影响，而单纯的输卵管炎甚为少见。

输卵管卵巢炎与盆腔腹膜炎很可能是输卵管炎在发展过程中的不同阶段在病因、临床表现、诊断与治疗各方面都有很多共同之处。

1.病因及发病机制

据国内外报道本病常见，多为混合感染。主要病原体有淋球菌、沙眼衣原体、大肠杆菌、克雷伯杆菌、变形杆菌、需氧性链球菌、厌氧菌(类杆菌、梭状芽孢杆菌、消化球菌、消化链球菌、放线菌)等。国外以淋菌及沙眼衣原体感染为最多，其次为厌氧菌及需氧菌的混合感染。国内则以厌氧菌、需氧菌最多。

(1)在产后、流产后细菌通过胎盘剥离面或残留的胎盘、胎膜、子宫切口等至肌层、输卵管、

卵巢、盆腔腹膜发生炎症。当全身免疫功能降低时,隐匿在阴道皱襞内的厌氧菌即开始活跃,并进入上生殖道发生感染。在急性盆腔炎患者的后穹穿刺液中以及盆腔腹膜炎患者抽出的脓液中均可培养出厌氧菌,以类杆菌、消化球菌、消化链球菌最常见。产褥感染败血症的血培养厌氧菌阳性者占 1/3,以消化球菌、消化链球菌和脆弱类杆菌最多见。脆弱类杆菌的内毒素毒力较大肠杆菌为低,但它能产生破坏青霉素的 β-内酰胺酶,对青霉素有抗药性,还产生肝素酶,溶解肝素,促进凝血,导致引起发生血栓静脉炎和迁徙性脓肿。消化球菌与消化链球菌除单独感染外,常与其他细菌混合感染,消化链球菌中,厌氧性链球菌是产褥期脓毒血症中最易发现的细菌,随着抗生素的有效应用这种病已明显减少。产气荚膜杆菌(属梭状芽孢杆菌)在感染性流产中能见到,有时可引起严重后果。但有时也可表现为一般良性无并发症的后果。

(2)月经期性交:月经期子宫内膜的剥脱面有扩张的血窦及凝血块,均为细菌的良好滋生环境,如在月经期性交或使用不洁的月经垫,可使细菌侵入发生炎症。

(3)妇科手术操作后:未经严格消毒而进行的输卵管通液、碘油造影与刮宫手术,经腹腔镜进行输卵管电烙绝育术与其他经腹妇科手术均有可能导致急性输卵管卵巢炎;作妇科手术时误伤肠道或对感染性流产进行吸刮术不慎将子宫穿破,则可先导致严重的急性盆腔腹膜炎,然后炎症波及输卵管与卵巢,偶尔亦可见子宫内膜炎未治愈时,放置宫内避孕器致严重的急性盆腔炎者。近年来由于宫内避孕器的广泛应用,不少急性输卵管卵巢炎、盆腔腹膜炎都是因此而发生。宫内避孕器所致的子宫内膜炎或输卵管卵巢炎有时是放线菌感染。

(4)邻近器官炎症的蔓延:邻近器官的炎症最常见者为急性阑尾炎、腹膜炎、结肠憩室炎等可分别引起邻近一侧的输卵管卵巢炎,但此种情况较为少见。

(5)慢性炎症急性发作:如有慢性输卵管炎、卵巢炎,在未治愈前有性生活或不洁性交等可引起炎症的急性发作。

(6)全身性疾病:由血液传播的常是结核性炎症,全身性菌血症亦偶可引起输卵管卵巢炎。流行性腮腺炎则可经血行感染卵巢,引起单纯的卵巢炎,这也是较罕见的现象。

(7)淋菌及沙眼衣原体:多为上行性急性感染,继发于宫颈炎、尿道炎或前庭大腺炎等上行感染输卵管及卵巢。

寄生虫病,如血吸虫、丝虫,甚至蛔虫、绦虫卵均可经血行而积聚于输卵管壁或卵巢中引起所谓肉芽肿性输卵管卵巢炎,在血吸虫病高发地区偶可见到血吸虫卵性输卵管卵巢炎症。

(2)发病高危因素

性活动、避孕措施及社会诸因素与急性盆腔炎的发生有关。

(1)性活动:急性盆腔炎的发生其危险性与性活动有关,研究发现 16 岁前开始性生活的妇女较更晚期者的急性盆腔炎的发病次数高 2 倍,性交频率与患盆腔炎的次数呈正相关。15～19 岁感染过沙眼衣原体的妇女较 30～40 岁的妇女再次感染衣原体的危险性高 8 倍。性伴侣数增加,患盆腔炎的危险性也相应增加。

(2)避孕措施:研究发现采用避孕套或避孕膜达 2 年以上的妇女较短于 2 年者患盆腔炎低23%。社会层次及经济水平较高的妇女由于性交的年龄较晚,以及长期用工具避孕,较低层次者发生盆腔炎的概率平均减少一半。口服避孕药可减轻患者输卵管炎的病变程度,长期服用口服避孕药者较未服用者患盆腔炎的危险性减少 50%,使用宫内避孕器者较不使用者患盆腔炎的相关危险性提高了(2)5～7.3倍,说明不同避孕措施对患盆腔炎的危险性不同。

(3)阴道冲洗:常行阴道冲洗的妇女,由于阴道冲洗改变了阴道的环境,使其不能抗御病原菌的侵袭,同时也可能将阴道宫颈的致病菌冲入宫腔致使盆腔炎发生的危险性增加。有学者指出:曾被沙眼衣原体感染的性伴侣可致妇女的盆腔炎反复发作。

(4)细菌性阴道病:上生殖道感染的患者中有66%的患者合并有细菌性阴道病。

(5)人工流产术:人工流产术前曾患阴道炎或术前有盆腔炎的妇女流产术后患盆腔炎的危险性明显增加。

3.病理

(1)急性输卵管炎、卵巢炎、输卵管卵巢脓肿:一般由化脓菌引起,病变多通过子宫颈的淋巴播散至子宫颈旁的结缔组织,首先侵及输卵管浆膜层再达肌层,输卵管内膜受侵较轻,或可不受累。病变是以输卵管间质炎为主,由于输卵管管壁增粗,可压迫管腔变窄,轻者管壁充血、肿胀,重者输卵管肿胀明显,且有弯曲,并有含纤维素性渗出物,引起周围的组织粘连。炎症如经子宫内膜向上蔓延时,首先为输卵管内膜炎,输卵管黏膜血管扩张、淤血,黏膜肿胀,间质充血、水肿及大量中性多核白细胞浸润,黏膜血管极度充血时,可出现含大量红细胞的血性渗出液,称为出血性输卵管炎,炎症反应迅即蔓延至输卵管壁,最后至浆膜层。输卵管变得红肿、粗大,近伞端部分的直径可粗达数厘米。管腔内的炎性分泌物易经伞端外溢导致盆腔腹膜炎及卵巢周围炎。重者输卵管内膜上皮可有返行性变或成片脱落,引起输卵管管腔粘连闭塞或伞端闭塞,如有渗出液或脓液积聚,可形成输卵管积脓,肿大的输卵管可与卵巢紧密粘连而形成较大的包块,临床上称之为输卵管卵巢炎性包块或附件炎性包块。卵巢表面有一层白膜包被,很少单独发炎,卵巢多与输卵管伞端粘连,发生卵巢周围炎,也可形成卵巢脓肿,如脓肿壁与输卵管粘连穿通形成输卵管卵巢脓肿,脓肿可发生于初次感染之后,但往往是在慢性附件炎反复发作之后形成。脓肿多位予子宫后方及阔韧带后叶及肠管间,可向阴道、直肠穿通,也可破入腹腔,发生急性弥漫性腹膜炎。

(2)急性盆腔腹膜炎:盆腔腹膜的受累程度与急性输卵管炎的严重程度及其溢出物多少有关。盆腔腹膜受累后,充血明显,并可渗出含有纤维蛋白的浆液。可形成盆腔脏器的粘连,渗出物聚集在粘连的间隙内,可形成多数的小脓肿,或聚集在子宫直肠窝内形成盆腔脓肿,脓肿破入直肠则症状减轻,如破入至腹腔则可引起弥漫性腹膜炎,使病情加重。

4.临床表现

根据病情及病变范围大小临床表现有所不同,发热及下腹痛是典型的症状,患者可先有发热然后感下腹痛,也可能两种症状同时发生。发热前可先有寒战、头痛,体温高达39～40℃。下腹部剧痛为双侧,或病变侧剧痛。如疼痛发生在月经期则可有月经的变化,如月经量增多,月经期延长;在菲月经期疼痛发作则可有不规则阴道出血,白带增多等现象。由于炎症的刺激,少数患者也可有膀胱及直肠刺激症状,如尿频、尿急、腹胀、腹泻等。

检查时患者有急性病容,辗转不安,体温常在38℃以上,可高达40℃或更高,呈弛张热或稽留热,脉搏明显加速,面部潮红,唇干。病初起时下腹一侧触痛可较另一侧明显,如已发展为较严重的盆腔腹膜炎时则整个下腹有触痛及反跳痛,患者因疼痛而拒按。妇科检查见阴道充血,宫颈充血,有触痛,分泌物多,呈黄白色或脓性,有时带恶臭,阴道穹隆有触痛,子宫增大,压痛,活动受限,双侧附件增厚或触及包块,压痛明显。

急性输卵管卵巢炎患者可伴发肝周围炎(Fitz-Hush-Curtis 综合征),临床表现为右上腹或右下胸部痛,颇似胆囊炎或右侧胸膜炎的症状。淋菌或沙眼衣原体感染均可能引起此种情况。其病理特点是在腹腔镜或剖腹探查直视下,可见到肝脏包膜有纤维素斑,横膈浆膜面有小出血点,而最典型的表现是在肝脏表面和横膈间见有琴弦状粘连带。据报道,此综合征的发生率最高可达 30%,如不注意,可被误诊为急性胆囊炎。

5.诊断

对患急腹症的妇女,详细询问病史,了解有无安放宫内避孕器、发病前有无流产、有无过频的性交或经期性交、曾否作过宫颈小手术等,再结合临床表现,诊断急性输卵管卵巢炎及急性盆腔腹膜炎当无困难,但在临床实际工作中此症的误诊率仍高达 30%。诊断该病除根据病史及临床检查外,尚应作相关的实验室检查,包括血、尿及宫颈分泌物涂片和培养找细菌(包括厌氧菌),阴道后穹穿刺如有脓液,则诊断更明确。可作涂片找淋球菌、沙眼衣原体及其他化脓菌。

多年来已知某些生殖器官的黏膜,如输卵管及宫颈管黏膜等可产生一种有别于胰腺所产生的淀粉酶,此种生殖淀粉酶与唾液淀粉酶不易区别。数年前,瑞典有人发现在直肠子宫陷窝处的腹水中存在着非胰腺产生的淀粉酶,包括生殖与唾液淀粉酶,称为同种淀粉酶,其正常值为 300U/L,当输卵管黏膜发炎时,则腹水中的同种淀粉酶的含量明显降低,降低的程度与炎症的严重程度成正比,可降至 40U/L。该作者对可疑急性输卵管炎患者进行试验,取患者阴道后穹穿刺液及其血液作同种淀粉酶试验,结果腹水同种淀粉酶值/血清同种淀粉酶的比值<1.5 者,多数均被手术证实为急性输卵管炎。此法已被证明是对急性输卵管炎较可靠的诊断方法。国外有人发现急性输卵管炎患者的后穹穿刺腹水中白细胞计数远远高于非此症患者,并认为如能将在后穹抽出的腹水同时作上述两项检查,则诊断准确率可进一步提高。

6.鉴别诊断

须与急性阑尾炎、卵巢囊肿蒂扭转、异位妊娠、盆腔子宫内膜异位症等鉴别。

(1)急性阑尾炎:右侧急性输卵管卵巢炎易与急性阑尾炎混淆。一般而言,急性阑尾炎起病前常有胃肠道症状,如恶心、呕吐、腹泻等,腹痛多初发于脐周围,然后逐渐转移并固定于右下腹。检查时急性阑尾炎仅麦氏点有压痛,左下腹则不痛,体温及白细胞增高的程度不如急性输卵管卵巢炎。如系急性输卵管卵巢炎,则疼痛起于下腹左右两侧,右侧急性输卵管卵巢炎者,常在麦氏点以下压痛明显,妇科检查子宫颈常有举痛,双侧附件均有触痛。但临床上二者同时发生者也偶可遇到。如诊断不能肯定,应尽早作剖腹探查,否则阑尾穿孔后不仅对患者危害极大,其所形成的局限性腹膜炎或脓肿也将与严重的急性输卵管卵巢炎及盆腔炎难以区别。

(2)卵巢囊肿蒂扭转:卵巢囊肿蒂扭转可引起急性下腹痛伴有恶心、甚至呕吐。扭转后囊腔内常有出血或伴感染,则可有发热,故易与输卵管卵巢炎混淆。仔细询问病史及进行妇科检查,并借助 B 超可明确诊断。

(3)异位妊娠或卵巢黄体囊肿破裂:异位妊娠或卵巢黄体囊肿破裂均可发生急性下腹痛并可能有低热,但异位妊娠常有停经史,有腹腔内出血,患者面色苍白,急性病容,甚至呈现休克,尿 HCG 呈阳性,而急性输卵管卵巢炎多无这些症状,阴道后穹穿刺,抽出为陈旧性血液则诊断明确。卵巢黄体囊肿仅限于一侧,块状物界限明显。

(4)盆腔子宫内膜异位症:患者在经期有剧烈下腹痛,经量增多,多合并不孕病史,须与输卵管卵巢炎鉴别,妇科检查子宫可增大,盆腔有结节状包块,可通过 B 超及腹腔镜检查作出诊断。

7.治疗

(1)全身治疗:较重要,患者应卧床休息,予以高蛋白流食或半流食,取头高脚低位以利子宫腔内及宫颈分泌物排出体外,盆腔内的渗出物聚集在子宫直肠窝内而使炎症局限。补充液体,纠正电解质紊乱及酸碱平衡,高热时给予物理降温。

(2)抗生素治疗:近年来由于新的抗生素不断问世,对细菌培养的技术提高以及药物敏感试验的配合,急性炎症可彻底治愈。由于本病多为混合性感染,一般在药物敏感试验作出以前,先使用需氧菌及厌氧菌兼顾的抗生素联合用药,但要求抗生素达到足量,给药途径以静脉滴注收效快。抗生素选择原则如下:

青霉素类:代表药物有青霉素 G,剂量 240 万~1200 万 U/d,静滴,主要针对革兰阳性或阴性球菌;氨苄西林,剂量 2~6g/d,静滴,主要针对大肠杆菌;阿莫西林-克拉维酸钾,剂量1.2~(2)4g/d,静滴,抗菌谱更广,能抑制 β-内酰胺酶活性;氨苄西林-舒巴坦 3.0~9.0g/d,静滴;替卡西林-克拉维酸钾,3.2~9.0g/d,静滴。哌拉西林 又称氧哌嗪青霉素,对多数需氧菌及厌氧菌均有效,每日 4~12g,分 3~4 次静注或静滴,严重感染每日可用 16~24g。

头孢菌素类抗生素:①第一代头孢菌素,对革兰阳性菌有效,代表药物有头孢唑啉(先锋 Ⅴ)2~4g/d,静滴;头孢拉定(先锋 Ⅵ)2~4g/d,静滴。对第 1 代头孢菌素敏感的细菌有 B 族溶血性链球菌、葡萄球菌、大肠杆菌等。②第、二代头孢菌素,对革兰阳性菌抗菌力较第一代强,对革兰阴性菌的抗菌谱较第一代有所扩大。代表药物有头孢呋辛 1.5~3g/d,静滴;头孢西丁 2~4g/d,静滴;头孢替安 1.0~(2)0g/d,静滴。③第三代头孢菌素,对 β-内酰胺酶较第二代稳定,其抗菌谱更广、更强,不良反应更少。代表药物有头孢噻肟钠 2g/d,静滴;头孢哌酮 2~4g/d,静滴;头孢他定 4~6g/d,静滴;头孢曲松钠 2~4g/d,静滴;头孢曲松 2~4g/d,静滴;头孢唑肟 1~2g/d,静滴;头孢甲肟 1~2g/d,静滴。

氨基糖苷类抗生素:对革兰阴性菌效果良好,代表药物有庆大霉素 16 万~24 万 U/d,静滴;阿米卡星 0.4~0.8g/d,静滴;硫酸阿米卡星 0.2~0.4g/d,静滴;妥布霉素 80~240mg/d,静滴。

大环内酯类抗生素:对革兰阳性菌、沙眼衣原体有较强作用。代表药物有红霉素 1.2~1.8g/d,静滴;交沙霉素 800~1200mg/d,口服;罗红霉素 300~450mg/d 口服;克拉霉素 500~1000mg/d,静滴;阿奇霉素 500mg/d。

喹诺酮类抗生素:目前有多个品种应用于临床,其抗菌谱广,对革兰阳性、阴性等菌均有抗菌作用,且具有较好的组织渗透性。现多选用第三代喹诺酮类抗生素,代表药物有氧氟沙星 200~400mg/d,静滴或 400~800mg/d,口服;环丙沙星 400~800mg/d,静滴或 500~1000mg/d,口服;培氟沙星(甲氟哌酸)800mg/d,静滴或口服;洛美沙星 600mg/d,口服;左氧氟沙星 200~400mg/d,口服。此外,喹诺酮类药物中近年来发展的妥舒沙星、斯帕沙星和左氟沙星,这 3 种药对革兰阳性菌、厌氧菌、衣原体、支原体的活性比环丙沙星强,妥舒沙星对金黄色葡萄球菌的活性是环丙沙星的 8 倍,左氟沙星是氧氟沙星的左旋体,其活性较氧氟沙星大 1 倍,毒副作用更小,这些药物标志着喹诺酮向高效能低毒性的活性药物迈进。

其他:①克林霉素,又称氯洁霉素,与氨基糖苷类药物(常用庆大霉素)联合,克林霉素每次 600mg,每 6 小时 1 次,静脉滴注,体温降至正常后改口服,每次 300mg,每 6 小时 1 次。克林霉素对多数革兰阳性和厌氧菌(如类杆菌,消化链球菌等)有效。与氨基糖苷类药物合用有良好的效果。但此类药物与红霉素有拮抗作用,不可与其联合。②林可霉素,其作用与克林霉素相同,用量每次 300～400mg,每日 3 次,肌内注射或静脉滴注。克林霉素及林可霉素对厌氧菌如脆弱类杆菌、梭形杆菌,消化球菌及消化链球菌均敏感,对输卵管卵巢脓肿用克林霉素的疗效优于单用青霉素。③甲硝唑 1.0～(2)0g/d,静滴。④替硝唑 0.8g/d,静滴。⑤多诺环素 200mg/d,口服。

急性输卵管炎、卵巢炎及盆腔腹膜炎可供选择的抗感染治疗方案如下:

①头孢呋辛 1.5g,静滴或头孢曲松钠 1g,静滴或头孢噻肟 1～2g,静滴或头孢哌酮 1～2g,静滴或头孢他定 2～3g,静滴或头孢甲肟 1g,静滴,每日 2 次,连用 7～14d;同时加用多西环 100mg 口服,每日 2 次,服用 7d 或阿奇霉素 1g 顿服(特别是合并沙眼衣原体感染时)。

②氧氟沙星或左氧氟沙星 200mg,静滴,联合甲硝唑 0.5g 或替硝唑 0.4g 静滴,每日 2 次,连用 7～14d。

③克林霉素 1.2g,静滴,联合阿米卡星或奈替米星 0.2g,静滴,每日 2 次,连用 7～14d。

④替卡西林＋克拉维酸 1.2g,静滴,每日 2 次,加用阿米卡星 0.2g 或奈替米星 0.2g,静滴,每日 2 次,连用 7～14d。

⑤青霉素 G 560 万～1200 万 U、庆大霉素 16 万～24 万 U 加甲硝唑 1.0g,静滴,连用 7～14d。

除静脉给药外,最近有学者主张局部抗感染治疗,即在腹部或阴道 B 超引导下后穿或下腹部穿刺,将抗炎药物头孢曲松 1.0～(2)0g 和甲硝唑 0.5g 注入盆腔内,保留局部穿刺管,每日注药 1 次,3～7d 为一疗程。

若以上治疗后症状无明显好转,高热持续不退,则可能有输卵管积脓或输卵管卵巢脓肿形成,其治疗见盆腔脓肿部分。

美国疾病控制中心(CDC)对盆腔腹膜炎的治疗分两步:一步是门诊治疗,第二步为住院治疗。门诊治疗的患者多为轻症盆腔炎,先控制住淋球菌,给头孢西丁 250mg 一次性肌注,然后再给多西环素 100mg,每日 2 次,共 10～14d,或给氟哌酸 800mg,口服,服药后 48～72h 再检查,如治疗不理想,则需住院治疗。第二阶段治疗为控制沙眼衣原体、需氧菌及厌氧菌,建议用口服多西环素 100mg,每日 2 次,共用 10～14d;或四环素 500mg.每日 4 次,共服 10～14d,如患者对药物过敏,则可给红霉素 500mg,每日 4 次,共用药 10～14d,如有厌氧菌,可同时加用甲硝唑 500mg 口服,每日 4 次。门诊治疗疗效不佳须住院治疗,其性伴侣也应作检查,如有性传播性疾病,也应积极接受治疗。住院治疗的指征:①病情严重,已形成脓肿;②门诊治疗效果不佳或无效;③孕期;④诊断不明确;⑤放置宫内避孕器者。住院治疗方案如下:第一方案:头孢西丁 2g 静脉注射,每 6 小时 1 次;或头孢替坦 2g,静脉注射,每 12 小时 1 次,加多西环素 100mg 口服或静脉注射每 12 小时 1 次,直至体温下降或症状消失 48h 后,病轻者可出院并给多西环素 100mg 口服,每 12 小时 1 次,共 10～14d。第二方案为克林霉素 900mg,静脉注射,每 8 小时 1 次,加庆大霉素 2mg/kg 负荷量静脉注射或肌内注射,然后再给维持量 1.5mg/kg 静脉注射或肌内注射,每 8 小时 1 次。第二方案与第一方案同,即治疗至患者退热及症状消失后 48h 可出院,并给克林霉素 450mg,每 5 小时 1 次,口服,共 10～14d,或给多西环素 100mg,每 12 小时 1 次,口服,共 10～14d。头孢西丁及头孢替坦对淋球菌及衣原体有效,对 B 族链球菌、厌氧及需氧革兰阴性细菌均有良好的效果。克林霉素对淋球菌、B 群链球菌、沙眼衣原体最有效,庆大霉素联合克林霉素对需氧菌及革兰阴性菌有好效果。

此外,氨曲南为一种 β-内酰胺类抗生素,如患者有肾功能不全,可代替庆大霉素,用量为 2g,静脉给药,每 8 小时 1 次。

(3)中药治疗:采用活血化瘀、清热解毒的中药,如银翘解毒汤、安宫牛黄丸、紫雪丹等。

(4)手术治疗:经药物治疗 48～72h,体温持续不降,肿块加大,或有中毒症状,应及时手术排脓,年轻妇女要考虑保留卵巢功能,对体质衰弱患者的手术范围须根据具体情况决定。如为盆腔脓肿或为盆腔结缔组织脓肿,可经腹部或阴道切开排脓,同时注入抗生素。如脓肿位置较表浅,系盆腔腹膜外脓肿向上延伸超出盆腔者,于髂凹处扪及包块时,可在腹股沟韧带上方行切开引流。

输卵管卵巢脓肿,经药物治疗有效,脓肿局限后,也可行手术切除肿块。

脓肿破裂后,患者突然觉得腹部剧痛,伴高热、寒战,并有恶心、呕吐、腹胀、拒按等情况时应立即实行手术,剖腹探查。

(二)慢性输卵管炎、卵巢炎、盆腔腹膜炎

慢性输卵管炎、卵巢炎、盆腔腹膜炎多为急性附件炎未彻底治疗或患者体质较差,病程迁延所致,但沙眼衣原体感染时,由于呈亚急性表现,症状多不明显而易被人们忽略,以致形成慢性炎症。

1.病理

慢性输卵管卵巢炎、盆腔腹膜炎可以发生以下几种病理改变。

(1)慢性输卵管卵巢炎:多为双侧性,输卵管多增粗、变硬且黏膜多处可发生粘连而导致管腔闭塞,但管腔亦可仅有重度狭窄而仍然保持贯通。镜检下可发现黏膜间质有浆细胞与淋巴细胞浸润。输卵管的增粗程度不一,但由于其变硬,作妇检时可扪到有如索状物,而正常的输卵管一般是扪不到的。慢性卵巢炎多与输卵管炎同时发生,乃慢性输卵管炎波及卵巢与卵巢粘连形成炎性包块,如输卵管重度增粗且与卵巢、盆腔腹膜、肠曲、大网膜等发生重度粘连时,则可以形成较大的炎性包块,但两侧包块的大小可有明显差异。如慢性炎症伴有反复的急性发作,则包块可继续增大且粘连越紧而不利于手术切除。

(2)输卵管积水:为慢性输卵管炎症中较为常见的类型。"水"可以有两种来源:①输卵管因炎症而发生峡部及伞端粘连,阻塞后,易形成输卵管积脓,将输卵管的管腔扩大,当管腔内的脓细胞及坏死组织经分解而被吞噬细胞清除后,最终成为水样液体;②管腔的两端因粘连而阻塞后,黏膜细胞的分泌液即积存于管腔内,越积越多,管腔内黏膜细胞虽因受压而变扁平但并未完全丧失功能,其结果是大量水样液体积存于管腔中形成输卵管积水。积存的水多为清澈液体,但亦偶可稍呈血性液,在水中已无细菌存在。

输卵管积水多为双侧性,但一侧可明显大于另一侧,呈曲颈瓶样,越近伞端越粗,最大直径可达十余厘米。管壁菲薄,表面光滑,与周围组织粘连较少是其特点,故可以峡部为轴而发生扭转,一般在手术探查前,输卵管积水扭转不易与卵巢囊肿蒂扭转相鉴别。在临床上偶可遇到由于管内积水多,管内压力增高致使积水的输卵管与子宫腔有小孔相通,因而患者可有阵阵阴道排液的现象,此种情况有时需与输卵管癌相鉴别,因后者的主要症状之一是自宫颈口阵阵排出液体。必须指出,并非所有的输卵管积水都是由于炎症所致,如输卵管结扎绝育术后,亦偶可导致输卵管积水。

(3)输卵管卵巢囊肿:若输卵管有积脓而卵巢亦已形成脓肿且逐渐增大,两者之间的间隔可以穿通而成为一个整体,脓液液化(机制同前述)后即形成输卵管卵巢囊肿。有时积液的输卵管因与卵巢有粘连而与后者中的卵泡囊肿相贯通亦可形成一个较大的输卵管卵巢囊肿。不论此种囊肿是如何形成的,剖腹探查时可见到该侧输卵管已大部分被破坏变薄,而卵巢则被压扁,附于输卵管卵巢囊肿的基底部。

(4)输卵管积脓(见盆腔脓肿)。

(5)峡部结节性输卵管炎:为一种特殊类型的输卵管炎,多在输卵管峡部有黄豆大硬结,有时亦可见于壶腹部。常为双侧性。由于结节较硬,在作妇科检查时多可扪到,故在临床上不难作出诊断。

结节的形成是由于输卵管黏膜受炎症刺激侵入管壁,引起肌壁增生而致。亦有人认为其发生机制与子宫腺肌病的病因相似而不一定是炎症。如在肌壁间有子宫内膜腺体而其周围又发现有间质,则可以诊断为腺肌瘤。

(6)慢性盆腔腹膜炎,炎症蔓延至盆腔腹膜,腹膜充血、水肿而逐步增厚,炎性分泌物可沿其周围组织渗透,渗透至子宫直肠陷凹时,局部组织变硬、变厚。

(2)临床表现

全身症状不明显,可以表现为下腹部坠痛、腰骶部胀痛、性交痛或痛经等。疼痛是由于盆腔内组织充血,盆腔器官有粘连所致,故常于经前或劳动后加重。患者往往因长期下腹不适或腰骶部痛致全身健康受到影响。有时可伴尿频,白带增多,月经量多,周期不准,经期延长等症状。慢性输卵管卵巢炎常因其与周围组织粘连而不孕,即使可以受孕,发生输卵管妊娠的机会亦较多。

据报道,如对急性输卵管卵巢炎治疗不及时不彻底,其中有一部分患者在1～2年后可发生骶髂关节炎,引起骶髂部的持续疼痛,此种关节炎的晚期可以用X线片诊断,但在早期则X线片上并无关节炎的特征显示,可用定量的放射性同位素锝扫描加以发现。

慢性输卵管卵巢炎的另一特点是可有反复急性发作。发作的原因可能为重复感染,也可能因患者机体抵抗力降低致使潜伏的细菌重新活跃。每次发作后均使输卵管卵巢、盆腔腹膜以及周围器官的粘连更紧密而逐渐发展成为较大的包块,以致症状越来越明显。

作妇科检查时常发现子宫多为后倾,活动性受限,甚至完全固定。在宫旁或后方可触及增粗的输卵管或其中的结节或输卵管与卵巢炎所形成的包块,并有触痛,如合并有盆腔结缔组织炎则宫骶韧带增厚,触痛明显。如仅有输卵管积水,则可扪到壁薄的囊样物,且可能推动而无触痛,故甚难与卵巢囊肿鉴别。输卵管卵巢囊肿一般较输卵管积水大,固定于子宫一侧。检查时如发现为固定的囊块,则提示有此种囊肿的可疑。

3.诊断

在询问病史时如发现患者以往曾有急性盆腔炎病史,诊断多无困难。如患者除不育外症状不严重,检查时仅发现宫旁组织稍增厚而无包块,则可进行输卵管通液检查,如证明输卵管不通,慢性输卵管炎的诊断即基本上可以确立。但尚需进一步明确有无结核性输卵管炎的可能。

鉴别诊断须与子宫内膜异位症、卵巢肿瘤、盆腔结核等鉴别。

4.治疗

慢性炎症患者由于经常有下腹坠痛,思想顾虑重,应加强宣传,解除思想顾虑,加强营养,作好体质锻炼,避免重体力劳动。

(1)药物治疗

透明质酸酶:给 1500U 或糜蛋白酶 5mg 肌内注射,隔日 1 次,5~10 次为一疗程,有利于炎症及粘连的吸收,个别患者如出现全身或局部过敏反应,应停用药。

封闭疗法:能阻断恶性刺激,改善组织营养,如髓前封闭,每次用 0.25％普鲁卡因 40ml,每周 1~2 次,每疗程 4~5 次;或用阴道侧穹隆封闭,即在距子宫颈 1cm 处刺入侧穹隆 2~3cm 深,每侧缓慢注射 0.25％普鲁卡因 10ml,每日 1 次,每疗程 6~7 次。

抗生素治疗:可选用治疗急性输卵管卵巢炎的药物。应用抗生素的依据是,在此类慢性病患者的输卵管内尚可残存有少量致病菌,抗生素可将其杀灭,且可防止复发。在用抗生素的同时,可加用肾上腺皮质激素,治疗一段时间后一些患者的症状可明显减轻甚至消失,少数患者的输卵管可以复通,但这不等于患者已被根治,输卵管复通后,亦不等于即可受孕。对这些患者仍需继续随访检查。

(2)物理疗法:可促进盆腔组织局部血液循环,改善局部组织的新陈代谢,以利炎症的吸收和消退。

激光治疗:利用激光治疗的特点,消炎、止痛以及促进组织的修复作用。

超短波疗法:用下腹腰部对置法,或将阴道电极置于阴道内,微热量或温热量,每次 15~20min,每日 1 次,或隔日 1 次,12~15 次为一疗程。

微波治疗:因机体组织对微波吸收率高,其穿透力较弱,产热均匀,可准确限定治疗部位,操作方便,对慢性炎症用圆形或矩形电极横置于下腹部,距离 10cm,功率 80~100W,每次 15~20min,每日 1 次,10~20 次为一疗程。

石蜡疗法:用腰-腹法,使用蜡饼或蜡袋置于下腹部及腰骶部,每次 30min 或用蜡栓放置阴道内,隔日 1 次,10~15 次为一疗程。

热水坐浴:一般用 1∶5000 高锰酸钾液或中药洁尔阴坐浴,水温约为 40℃,每日 1 次,5~10 次为一疗程,每次 10~20min。

此外,尚有中波直流电透入法、紫外线疗法等物理疗法。应用理疗治疗慢性盆腔炎性疾病时应注意禁忌证:月经期及孕期;生殖器官有恶性肿瘤;伴有出血;内科合并症,如心、肝、肾功能不全;活动性结核;高热;过敏性体质等情况时均不应作理疗。

(3)手术治疗

手术指征:年龄较大、已有子女者。症状明显者,影响身体健康及工作,尤以盆腔已形成包块者;有反复急性发作史而经非手术治疗效果不佳者;较大的输卵管卵巢囊肿或输卵管积水者;年龄较轻,婚后不孕,其他功能正常、输卵管梗阻但未形成包块,盼望生育者。

手术范围:

全子宫切除:对输卵管卵巢囊肿、输卵管积水,如已有子女,年龄超过 40 岁者,可行全子宫切除及病灶切除术,但需保留一侧卵巢或部分卵巢。但双侧附件已形成包块者(包括输卵管积水、输卵管卵巢囊肿)宜作全子宫及双侧附件切除术。

年轻患者迫切希望生育,如单侧或双侧输卵管均不通,根据情况可作输卵管复通术。手术中应同时将输卵管、卵巢周围可见到的粘连带全部分离。进行输卵管复通手术时,必须肯定炎症是非结核性的,否则不可能成功。

慢性炎症患者经以上方法治疗后,有可能使输卵管通而不畅,以致发生输卵管妊娠。此种情况在临床上并不罕见,应高度重视。

四、盆腔结缔组织炎

盆腔结缔组织(又称纤维结缔组织)是腹膜外的组织,位于盆腔腹膜后方、子宫两侧以及膀胱前间隙等处。这些部位的结缔组织之间并无界限,盆腔腹膜后的结缔组织与整个腹膜后(上达肾周围)的结缔组织相连,在阔韧带下方的宫旁组织(即主韧带)及宫颈骶骨韧带中均含有较多的结缔组织兼有少许平滑肌细胞。盆腔结缔组织炎(又称蜂窝织炎)多初发于宫旁结缔组织,然后播散至其他部位。

盆腔结缔组织炎可以分为原发性与继发性两种类型。原发者系指炎症初发时仅限于盆腔结缔组织,但如炎症严重可以穿透腹膜而波及盆腔腹膜或通过输卵管系膜而影响输卵管及卵巢;继发者则指先有严重的输卵管卵巢及盆腔腹膜炎,再播散至盆腔结缔组织。

(一)急性盆腔结缔组织炎

1.病因

急性盆腔结缔组织炎多由于手术损伤所致。扩张宫颈术时之宫颈撕伤;全子宫切除(尤其是经阴道者)术后阴道断端周围之血肿及感染;人工流产术中误伤子宫或宫颈侧壁以及分娩或手术产时造成的宫颈或阴道上端撕伤等,均易导致急性盆腔结缔组织炎。妊娠期间盆腔结缔组织常有增生并充血,一旦发生感染,往往迅速扩散至大部分的盆内结缔组织,导致较严重的盆腔结缔组织炎。病原体多为通常寄生于阴道内的需氧或(及)厌氧菌,包括链球菌、葡萄球菌、大肠杆菌、厌氧菌、淋球菌、衣原体、支原体等。

(1)链球菌:为革兰阳性链球菌,其中以乙型链球菌致病力强,能产生溶血素和多种酶,使感染扩散。此类细菌感染的脓液较稀薄,呈淡红色,量较多。本菌对青霉素敏感。B族溶血性乙型链球菌常见于产后子宫感染及新生儿致命性感染。

(2)葡萄球菌:常见于产后、剖宫产后、妇科手术后的感染。分金黄色、白色、柠檬色 3 种,致病力强。脓液色黄、稠、无臭,对一般常用的抗生素易产生耐药,须根据药敏试验用药较理想,耐青霉素金黄色葡萄球菌对头孢噻吩、克林霉素、万古霉素及氯霉素等较敏感。

(3)大肠杆菌:革兰阴性菌,本菌一般不致病,但如机体衰弱、外伤或手术后,也可引起较严重的感染,常与其他细菌发生混合感染。脓液稠厚并带有粪臭。对氨苄西林、阿莫西林、头孢菌素及氨基糖苷类抗生素均有效,但易产生耐药菌株,最好根据药敏试验用药。

(4)厌氧菌:细菌多来源于结肠、直肠、阴道及口腔黏膜,易形成盆腔脓肿、感染性血栓静脉炎,脓液有气泡,带粪臭。有报道,70%～80%脓肿的脓液可培养出厌氧菌,用药应采用兼顾厌氧菌及需氧菌的抗生素,如青霉素、克林霉素、甲硝唑等。

脆弱类杆菌:为革兰阴性杆菌,常伴有严重感染形成脓肿。脓液常带粪臭,显微镜下,可见到多形性、着色不均匀的革兰阴性杆菌,本菌对青霉素、第一代先锋霉素及氨基糖苷类药物不敏感,对甲硝唑敏感。

消化道链球菌与消化球菌:为革兰阳性球菌,致病力较强,多见于产后、剖宫产后、流产后的输卵管炎、盆腔结缔组织炎。脓液带粪臭,可见到革兰阳性球菌,本菌对青霉素敏感。

(5)性传播疾病的病原体:淋球菌、衣原体及支原体是近年急性盆腔结缔组织炎的常见病原体。

(2)病理

急性盆腔结缔组织炎一旦发生,局部组织出现水肿、充血,并有大量白细胞及浆细胞浸润,临床上常发现发炎处有明显的增厚感。炎症初起时多在生殖器官受到损伤的同侧官旁结缔组织中,如自子宫颈部的损伤浸润至子宫颈的一侧盆腔结缔组织,逐渐可蔓延至盆腔对侧的结缔组织、盆腔的前部分。发炎的盆腔结缔组织容易化脓,发展形成大小不等的脓肿,急性盆腔结缔组织炎如未能获得及时有效的治疗,炎症可通过淋巴向输卵管、卵巢或髂窝处扩散,或向上蔓延而导致肾周围脓肿。由于盆腔结缔组织与盆腔内血管接近,故结缔组织炎亦可引起盆腔血栓性静脉炎。现在广谱抗生素较多,群众对疾病的认识有所提高,发展至血栓性静脉炎者已不多见。如阔韧带内已形成脓肿未及时切开脓肿引流,脓肿可向阴道、膀胱、直肠自行破溃,高位脓肿也可向腹腔破溃引起全身性腹膜炎、脓毒症使病情急剧恶化,但引流通畅后,炎症可逐渐消失。

3.临床表现

炎症初期,患者可有高热及下腹痛,体温可达39～40℃。如在发病前患者曾接受过经腹或经阴道进行的子宫全切术,或手术虽小但有损伤阴道上端、宫颈以及子宫侧壁时,则所引起的炎症往往是盆腔结缔组织炎。如已形成脓肿,除发热、下腹痛外,常见有直肠、膀胱压迫症状,如便意感、排便痛、恶心、呕吐、排尿痛、尿意频数等症状。

在发病初期妇科检查,子宫一侧或双侧有明显的压痛及边界不明显的增厚感,增厚可达盆壁,子宫略大,活动性差,触痛。如已形成脓肿或合并有子宫附件炎时,则因脓肿向下流入子宫后方,阴道后穹常触及较软的包块,且触痛明显。如患者系在子宫切除术后发病,则有时可在阴道的缝合处见有少许脓性或脓血性渗出物,提示阴道周围组织已发生感染。

4.诊断

根据病史、临床症状及妇科检查所见诊断不难,但有时须与以下疾病进行鉴别:

(1)输卵管妊娠破裂:有停经史、阴道少量出血、下腹痛突然发生,面色苍白,急性病容,腹部有腹膜刺激症状,尿 HCG(+),后穹穿刺为不凝血。

(2)卵巢囊肿蒂扭转:突发的一侧下腹痛,有或无卵巢肿瘤史,有单侧腹膜刺激症状,触痛明显,尤其在患侧子宫角部,妇科检查子宫一侧触及肿物及触痛。

(3)急性阑尾炎:疼痛缓慢发生,常有转移性右下腹部疼痛,麦氏点触痛明显。

5.治疗

对急性盆腔结缔组织炎的治疗,主要依靠抗生素,所用药物与治疗急性输卵管卵巢炎者相同。诊断及时用药得当,一般均可避免脓肿的形成或炎症的进一步扩散。

(1)抗生素治疗:可用广谱抗生素如青霉素、氨基糖苷类抗生素、林可霉素、克林霉素、多西环素及甲硝唑等。待抗菌敏感试验得出后,改用敏感的抗生素。

如在用抗生素治疗的过程中患者的高热不退,则除应改变所用药物外,尚应考虑有无隐匿的脓肿(如肾周围脓肿)或(及)盆腔血栓性静脉炎的可能,而给予相应的处理。

(2)腹腔镜治疗:一旦患者病情比较复杂,怀疑有脓肿形成;或者经药物治疗72h,不但无效病情反而加重;或者盆腔炎反复多次发作;疑有脓肿破裂,与阑尾炎无法鉴别的患者均可使用腹腔镜探查术,进行诊断与治疗。

腹腔镜探查时,首先要确定病变最严重的部位,以判断病情。取盆腔内渗出物或脓液送细菌培养加药敏试验,有助于术后选用抗生素。腹腔镜探查术在以前是一种单纯的诊断措施,但是最近几年,使用腹腔镜冲洗术治疗盆腔炎性疾病,不仅可以大大缩短抗生素使用时间,而且可以防止术后盆腔脏器粘连。在急性期,尤其是使用了几天抗生素的患者,脏器之间的粘连一般都不是很致密,使用钝性的拨棒可以将绝大多数粘连分离开来。由于腹腔镜手术对腹腔脏器的损伤小,术后发生严重粘连的病例较少。腹腔镜术中应注意,有的患者由于病程长,下腹部腹壁与肠管之间有粘连,应警惕在进行侧孔穿刺时,容易伤及肠管。应掌握手术指征。

(3)手术治疗:手术治疗盆腔炎性疾病,往往弊大于利,在绝大多数情况下,不要轻易采用手术治疗,以免炎症扩散或出血,且术后容易形成严重的肠粘连、输卵管粘连,导致慢性腹痛等。但有些情况须作以下处理:

宫腔内残留组织,阴道出血时,首先应积极消炎,如无效或出血较多时,在用药控制感染的同时,用卵圆钳小心谨慎地清除宫腔的内容物,而避免作刮宫术;子宫穿孔时如无肠管损伤,可不必剖腹修补;宫腔积脓时,应扩张宫口使脓液引流通畅;有IUD时应及时取出。

有明显脓肿形成,或者怀疑有脓肿破裂,或者与外科疾病无法鉴别等,应该及时进行外科手术探查,切除病变器官,进行引流。

(二)慢性盆腔结缔组织炎

慢性盆腔结缔组织炎多由于急性盆腔结缔组织炎治疗不彻底,或患者体质较差,炎症迁延形成。

1.病因与病理

宫颈淋巴管直接与宫旁结缔组织相通,故慢性盆腔结缔组织炎常继发于较严重的慢性宫颈炎,也常是宫颈癌的并发症之一。此症也可能是由于在急性阶段治疗不彻底所致,因而病原体可能尚存活于病灶之中。

本病的病理变化在急性期以充血、水肿为主,成为慢性炎症后,则以纤维组织增生为主,逐渐使结缔组织变为较坚硬的瘢痕组织,与盆壁相连,甚至可使盆腔内出现"冰冻骨盆"的状态。子宫固定不能活动,或活动度受限制,子宫常偏于患侧的盆腔结缔组织。

(2)临床表现

轻度慢性盆腔结缔组织炎可无症状;偶于身体劳累时有腰痛,下腹坠痛感。性交痛是此症的常见症状,这是由于盆腔内的结缔组织所处的位置较低,易受到刺激之故。妇科检查,子宫多呈后倾屈,三合诊时触及宫骶韧带增粗呈条索状,触痛,双侧的宫旁组织肥厚,触痛如为一侧者则可触及子宫移位,偏于患侧,如已形成冰冻骨盆,则子宫可以完全固定。

3.诊断与鉴别诊断

根据有急性盆腔结缔组织炎史、临床症状与妇科检查,诊断不难,但须与子宫内膜异位症、结核性盆腔炎、卵巢癌以及陈旧性子宫外孕等鉴别。

(1)子宫内膜异位症:多有痛经史,妇科检查可能触到子宫旁有结节,或子宫两侧有包块。B型超声及腹腔镜检查有助于诊断。

(2)结核性盆腔炎:多有其他脏器的结核史,腹痛常为持续性,偶有闭经史,常有子宫内膜结核、腹胀,偶有腹部包块,X线检查下腹部可见有钙化灶,包块位置较慢性盆腔结缔组织炎高。

(3)卵巢癌:包块为实质性,表面不规则,常有腹水,患者一般健康状态较弱,晚期癌也有下腹痛,与慢性盆腔结缔组织炎不同,诊断有时困难,腹腔镜检查及病理活体组织检查有助于诊断。

(4)陈旧性宫外孕:多有闭经史及不规则阴道出血,腹痛偏于患侧,妇科检查子宫旁有粘连的包块,触痛,腹腔镜检查有助于诊断。

4.治疗

由于慢性盆腔结缔组织炎往往继发于慢性宫颈炎,故应对后者进行积极治疗。对慢性盆腔结缔组织炎可用物理治疗,以减轻疼痛。与物理治疗合用效果较好,但抗生素不能长期使用。慢性盆腔结缔组织炎经治疗后症状可减轻,但容易复发,尤其在月经期后、性交后以及体力劳动后,因此应作好解释工作,使患者配合治疗。

五、盆腔脓肿

盆腔脓肿多由急性盆腔结缔组织炎未得到及时的治疗,化脓形成盆腔脓肿,这种脓肿可局限于子宫的一侧或双侧,脓液流入于盆腔深部,甚至可达直肠阴道隔中。输卵管积脓、卵巢积脓、输卵管卵巢脓肿所致的脓肿也属盆腔脓肿的范畴。这些脓肿虽各有其特点,但亦有不少相同之处。

(一)病因

盆腔脓肿形成的病原体多为需氧菌、厌氧菌、淋球菌、衣原体、支原体等,而以厌氧菌为主,在脓液培养中最常发现的是类杆菌属的脆弱类杆菌、大肠杆菌,近年来发现放线菌属(尤其是依氏放线菌属)是导致盆腔脓肿的常见病原体,其与宫内避孕器的安放有关,这种病原体不易培养,故用一般方法培养未能培养出病原体,并不等于病原体不存在。

输卵管积脓是由急性输卵管炎发展而成,当输卵管的伞部及峡部因炎症粘连而封闭后,管腔的脓液即越积越多,可以形成较大的腊肠状块物;单纯的卵巢脓肿较少见,在排卵时如输卵管有急性炎症并有分泌物,则后者可经卵巢的排卵处进入卵巢中而逐渐形成脓肿,大者有拳头大小或更大;在急性输卵管炎发生的初期其伞端尚未封闭,管腔内的炎性分泌物可外溢到盆腔内的卵巢、盆腔腹膜及盆腔中的其他器官周围,如脓性分泌物被因炎症而有广泛粘连的输卵管与卵巢所包围积存其中,即可发展成为输卵管卵巢脓肿,此种脓肿的周围尚可有大网膜、肠管及盆腔腹膜等组织与之粘连。

以上三种脓肿在盆腔内所处的位置一般较高,而与盆腔底部有一定的距离。

如输卵管内的脓液积聚于子宫直肠陷凹处,或严重的盆腔腹膜所渗出的脓液大量流入盆腔则将形成盆腔底部的脓肿,其上方可为输卵管、卵巢、肠曲所覆盖;急性盆腔结缔组织炎如未得到及时的治疗,亦往往化脓而形成脓肿,此种脓肿虽可局限于子宫的一侧,但其下端往往位置较低,且脓液可流入阴道直肠隔中,形成肿块。

以上两种脓肿均处于盆腔底部,是"真正"的盆腔脓肿。

(二)临床表现

盆腔脓肿形成后,患者多有高热及下腹痛,而常以后者为主要症状,体温可达 39℃ 左右。也有部分患者发病弛缓,脓肿形成过程较慢,症状不明显,甚至有无发热者。妇科检查时可在子宫的一侧或双侧扪及包块,或在子宫后方子宫直肠窝处触及包块并向阴道后穹膨隆,有波动感和明显触痛,有时子宫与脓肿界限不清。此外,直肠受脓肿的刺激可有排便困难,排便时疼痛,便意频数等。常伴周围血白细胞数升高及红细胞沉降率增高。

盆腔脓肿可自发破裂,脓液大量流入腹腔内引起严重的急性腹膜炎甚至脓毒血症、败血症以致死亡,这是盆腔脓肿的最严重并发症。急性盆腔结缔组织炎所导致的盆腔脓肿偶有可能自发地穿破阴道后穹,也可能破入直肠,脓液由阴道或肠道大量排出,患者的症状可迅速缓解。现广谱抗生素较多,病原体对抗生素敏感,形成盆腔脓肿者已大为减少,但无治疗条件的地区,仍有这种疾病。

(三)诊断

如在产后、剖宫产术后、人工流产术后或其他宫颈手术后,患者发生高热、下腹痛,妇科检查,盆腔深部触及包块,触痛,有波动感,白细胞计数增高,血沉快,多可确诊。后穹穿刺抽出脓液可明确诊断。应将脓液作普通及厌氧菌培养,以明确病原体的类型,进行针对性的抗菌药物治疗。此外,可应用 B 型超声、CT 等协助诊断。

位置较高的宫旁炎性包块,单凭妇科检查甚难确定包块是否为脓肿,而进行阴道后穹穿刺亦不安全,须借助于辅助诊断方法。

1.超声检查

临床上怀疑为脓肿的包块,用超声检查,可以发现包块内有多种回声区,提示包块内有液体(脓液)。此法为非损伤性检查,简便易行,可靠性可高达 90% 以上。

1.计算机断层扫描(CT)

应用此法以诊断腹腔脓肿可获得 100% 的准确率。但此法费用昂贵,尚不能普遍应用。

3.放射性同位素扫描

近年来有人采用镓或铟标记的白细胞作扫描以诊断腹腔脓肿,取得较高的准确率。但目前临床上较少应用。

(四)治疗

1.一般治疗

患者卧床休息,床头抬高,使脓液沉积于子宫直肠陷凹,注意营养,给高蛋白半流食。

(2)药物治疗

由于多种广谱抗生素的出现,选用的药物应对厌氧菌(尤其是脆弱类杆菌)有效,最好是广谱药。目前常用于治疗盆腔脓肿的药物是克林霉素,甲硝唑以及第三代头孢菌素,如头孢西丁等,甲硝唑可给 0.4g,每日 3 次,连服 7~14d。头孢西丁 2g 静注,每 6 小时 1 次,然后再给多西环素 100mg,每 12 小时 1 次口服,症状缓解体温已下降至正常后,尚须继续用药 1 周以上,以巩固疗效,也可免于手术治疗。克林霉素在脓肿内可达到较高的浓度,这是由于多核白细胞可以将此药带入脓肿中,从而使其发挥疗效。衣原体感染用庆大霉素、克林霉素、多西环素治疗盆腔脓肿极有效,痊愈率可达 90% 以上。

药物的应用一般仅限于治疗较早期的输卵管卵巢脓肿。如经药物治疗,虽取得疗效,但所遗留的包块尚大时,常需再用手术将病灶切除。在药物治疗的过程中必须随时警惕脓肿破裂的可能。如脓肿突然发生自发性破裂,脓液大量溢入腹腔中,可以危及生命,此时必须立即进行手术治疗。

3.手术治疗

多用于药物治疗无效者。

(1)脓肿切开引流:对位置已达盆底的脓肿,常采用后穹切开引流方法予以治疗。可先自阴道后穹穿刺.如能顺利吸出大量脓液则自该穿刺部位作切开排脓后插入引流管,如脓液已明显减少可在 3d 后取出引流管。脓液大量引流后,患者的症状可以迅速缓解。在应用引流法的同时应加用抗生素。

此种方法对治疗急性盆腔结缔组织炎所致的脓肿,尤其是对子宫切除术后所形成的脓肿,一旦脓液全部引流,患者即可达到治愈的目的。但如系腹腔内的脓肿,即使引流只能达到暂缓症状的目的,常需在以后剖腹探查将病灶切除,其时盆腔组织的急性炎症阶段已过,手术较安全易行。

(2)手术切除脓肿:不少人认为除可以很容易经阴道引流的盆腔脓肿外,其他各类腹膜腔内的脓肿,包括输卵管积脓、卵巢脓肿以及输卵管卵巢脓肿等,进行手术切除是最迅速而有效的治疗方法。患者入院经 48~72h 的抗生素治疗后即可进行手术。采用此种方法除可以迅速取得疗效外,尚可避免脓肿破裂所引起的严重后果。但即使在术前采用抗生素治疗 2~3d,手术时仍应注意操作轻柔,避免伤及肠道,或使脓液溢入腹腔内。

手术范围应根据患者情况而定。患者年轻、尚未生育者,应仅切除患侧病灶,保留对侧附件。如患者已有子女,且年龄较大,则应作双侧附件及全子宫切除术,使不再复发。如术时发现双侧附件均已严重破坏,则不论患者年龄大小均宜将双侧附件及全子宫切除。术后可用激素替代治疗。

六、盆腔血栓性静脉炎

(一)病因

盆腔血栓性静脉炎一般继发于以下各种情况:妇科感染、手术(宫颈癌根治术、盆腔淋巴结清扫术、外阴癌根治术等)后、术前盆腔放疗、长期卧床休息致盆腔静脉血液回流缓慢、手术时血管壁损伤或结扎等,产后胎盘剥离处许多栓塞性小血管是细菌滋生的良好场所,厌氧性链球菌及类杆菌等侵犯盆腔静脉丛,可能产生肝素酶降解肝素,促进血凝,可导致盆腔血栓性静脉炎。

（二）临床表现

盆腔血栓性静脉炎可累及卵巢静脉、子宫静脉、髂内静脉甚至髂总静脉或阴道静脉,尤其以卵巢血栓性静脉炎最常见。常为单侧,由左卵巢静脉向上扩散至左肾静脉甚至左侧肾脏,右侧可扩散至下腔静脉。常在术后或产后 1 周左右出现寒战、高热,持续数周不退,伴下腹一侧或双侧疼痛,并向肋脊角、腹股沟、腰部放射。检查下腹深压痛,妇科检查宫颈举痛,宫旁触痛,或触及疼痛明显的静脉丛,术后或产后发热不退应想到此病。

（三）诊断

根据病史、症状及体征即可作出初步诊断,为了解血栓性静脉炎的部位、范围及通畅程度,则需进一步检查。

1.多普勒超声血液图像检查

可了解静脉是否通畅,有无血栓形成。

（2）下肢静脉造影

了解血栓部位、范围、形态及侧支循环形成情况。

3.血浆 D-二聚物（D-dimer）

静脉血栓形成时,D-二聚物浓度升高,$<0.5mg/L$,可除外此病。

4.碘-纤维蛋白原摄取试验（FUT）

血栓形成中对[131]碘-纤维蛋白原的摄取率明显升高,可采用体外-闪烁计数器测定[131]碘标记的纤维蛋白含量,来诊断血栓性静脉炎。

5.其他

采用测定下肢静脉压、温度记录法、实时二维超声显像、CT 或 MRI 等均有助于诊断。

（四）治疗

1.一般治疗

绝对卧床休息（平卧位）,高热者物理降温,补液,注意水、电解质平衡,给予支持治疗。

（2）积极抗感染

选择对需氧菌和厌氧菌有较强作用的抗生素联合应用。

3.抗凝疗法

持续高热不退,在大剂量抗生素联合应用的同时,可加用肝素治疗。每 6 小时静滴肝素50mg,连用 10d,使部分凝血酶时间维持于正常值的 1.5～2 倍。急性期除用肝素外,亦可用华法林口服,第一日 10mg,第二日 5mg,第三日减量为（2）5mg 维持,使凝血酶原时间维持在正常值的 1.5 倍。抗凝疗法应在患者恢复正常生活后才能停止。

4.手术治疗

仅用于少数患者。手术指征为:①药物治疗无效;②脓毒血症继续扩展;③禁忌使用抗凝疗法者。

手术范围包括双侧卵巢静脉结扎或下腔静脉结扎。病程中一旦发现盆腔脓肿,立即行后穹切开引流术或剖腹切开脓肿引流术。术中根据盆腔感染的性质、范围和患者自身情况决定是否切除子宫及双侧附件,术后仍需给予支持治疗和抗感染治疗,并根据病情决定是否继续应用抗凝疗法。

七、盆腔其他感染

（一）放线菌病

是真正的慢性盆腔炎性疾病之一，由衣氏放线菌引起。该病好发于 20～40 岁生育年龄的妇女。衣氏放线菌存在于正常人口腔、牙垢、扁桃体与咽部等，属于正常菌群，该菌系条件致病菌，当人体抵抗力降低时才对人类致病，对其他哺乳动物不致病。绝大多数放线菌继发于阑尾炎、胃肠道感染以及带宫内节育器者，文献报道大约占宫内节育器者的 15%，而不使用宫内节育器者体内非常少见，原因尚不清楚。

病理表现主要是输卵管卵巢的炎症，开始为局部组织的水肿，以后逐渐发展成中心性坏死、脓肿，在输卵管腔内充满大量的坏死物质，周围组织增生，管腔呈现出腺瘤样改变。肉眼可见脓液中有黄色颗粒，显微镜下呈特征性的硫磺样颗粒，从中心向四周有放射状排列的菌丝。可见单核细胞浸润，也可以有巨细胞出现。

妇科检查可发现约半数患者的双侧附件增厚伴有压痛，症状有时容易与阑尾炎甚至卵巢恶性肿瘤混淆。主要采用青霉素或磺胺药物，持续治疗 10～12 个月。对这两种药物过敏者也可选用四环素、克林霉素或林可霉素。

（二）异物性输卵管炎

主要发生于输卵管碘油造影后，也可以继发于其他阴道内异物，如淀粉、滑石粉或无机油之后。

（三）血吸虫病

由血吸虫引起，少见。病理上在输卵管卵巢产生非特异性炎症，显微镜下可见虫卵周围有肉芽肿样反应，伴有巨细胞和上皮样细胞。临床表现为盆腔疼痛、月经不调以及原发不孕。在组织中发现有虫卵结节可以确诊。血吸虫病疫区的患者要考虑这种病的可能。

（四）麻风杆菌性输卵管炎

非常罕见。组织学上与结核性输卵管炎类似，需行结核杆菌培养才能加以鉴别。

（五）肉芽肿样病

非常罕见，易误诊为输卵管癌。

第二章　子宫内膜异位症及子宫腺肌症

第一节　子宫内膜异位症

子宫内膜异位症是妇科常见疾病之一。异位的子宫内膜可出现在身体的不同部位,但大多数位于卵巢、宫骶韧带及直肠子宫陷凹的腹膜面等,其中以侵犯卵巢最常见。此外,身体的很多部位如输尿管、腹壁组织、膀胱等也可波及。

【病因】

子宫内膜异位症是良性病变,但具有类似恶性肿瘤的种植生长能力。目前发病机制不完全了解,主要有子宫内膜种植学说、淋巴及静脉播散学说、胚胎细胞化生学说及免疫学说。但无一种学说可以完全解释子宫内膜异位症的发生。

【病理】

子宫内膜异位症的主要病理变化为异位的内膜随卵巢激素的变化发生周期性出血,伴有纤维组织的增生和粘连的形成,故在病变区出现紫蓝色斑点及结节。在镜下见到内膜间质细胞即可诊断本病。

【临床表现】

1.症状

(1)继发性痛经是子宫内膜异位症的典型症状,呈进行性加重。疼痛的程度与病灶大小不一定成正比。严重者长期下腹痛,至经期或经后加剧。

(2)月经失调有一部分患者月经量增多、经期延长等。

(3)不孕由于子宫内膜异位症患者盆腔粘连,输卵管蠕动减弱以及免疫功能改变等而导致不孕。内膜异位症患者不孕率高达40%左右。

(4)性交痛一般表现为深部性交痛。以月经来潮前更明显。

(5)身体其他部位有子宫内膜异位时,均在病变部位有周期性疼痛、出血或肿物增大。肠道子宫内膜异位可出现腹痛、腹泻或便秘。异位于输尿管或膀胱时,可在经期出现尿频、尿痛,甚至引起输尿管狭窄,导致肾积水,肾功能受损。腹壁手术瘢痕可在经期时出现疼痛及包块,伴包块逐渐增大。

2.体征

妇科检查时在子宫后壁下段可扪及触痛结节。附件区可扪及囊性包块。阴道后穹隆或阴道后壁可见紫蓝色结节或触痛结节。

【诊断】

育龄妇女继发性痛经,呈进行性加重,盆腔检查扪及触痛性结节或盆腔有囊性包块,可初步诊断子宫内膜异位症。临床上可借助以下辅助检查以确诊。

（1）超声检查。

（2）CA125 值测定一般为轻度升高,多低于 100IU/ml。

（3）腹腔镜检查是盆腔内膜异位症诊断的"金标准"。但在诊断深部浸润型子宫内膜异位症上有一定的局限性。

（4）MRI 检查:诊断准确性高,是诊断侵及肠道子宫内膜异位症的首选检查方法。

【鉴别诊断】

本病应与卵巢恶性肿瘤、盆腔炎性包块等相鉴别。

【治疗】

1.期待疗法

适用于病变及症状轻微患者。一般每数月随访 1 次。

2.药物治疗

目的是通过抑制卵巢功能、抑制内膜增生达到闭经状态,导致异位内膜萎缩、退化、坏死,以达到缓解症状的目的。

（1）非甾体类抗炎药:腹痛时口服,可减轻疼痛。

（2）复方口服避孕药:通常选用复方短效口服避孕药,特点是方便、疗效肯定、不良反应轻微、无使用期限限制,是 16 岁前子宫内膜异位症患者药物治疗的首选药物,是子宫内膜异位症的一线治疗药,如妈富隆、达因-35 等连续或周期性应用 3～6 个月。

（3）孕激素:能有效缓解症状。常用药物有:醋酸甲羟孕酮 20～30mg/d,分 2～3 次口服;地屈孕酮 20～30mg/d,分 2～3 次口服,连用 6 个月。

（4）促性腺激素释放激素激动剂:GnRH-a 有很好的控制症状及缩小病灶的作用。其主要不良反应是引起一系列的低雌激素症状和骨密度的丢失。一般适用于 16 岁以上患者。通常连续使用 4～6 个月。在其治疗过程中及时合并小剂量雌激素或雌激素联合孕激素的反添加治疗能减轻 GnRH-a 的不良反应。

（5）孕三烯酮:每次(2)5mg,每周 2 次,于月经第 1 天开始服用,连续用药 6 个月。

（6）丹那唑:200mg,2～3/d,从月经第 1 天开始服用,持续 6～9 个月服用。若痛经不缓解或不闭经,可加大剂量至 200mg,4/d。丹那唑大部分在肝脏代谢,肝功能异常患者不宜服用。用药期间转氨酶显著升高者应停药,一般停药后迅速恢复正常。

3.手术治疗

腹腔镜手术治疗是最常用的内膜异位症治疗方法。腹腔镜下还可对可疑病变进行活检,帮助确诊和正确分期。适用于药物治疗后症状不缓解,或生育功能未恢复;卵巢内膜异位囊肿直径＞5～6cm;手术分为保留生育功能、保留卵巢功能和根治性手术。

（1）保留生育功能手术:适用于年轻有生育要求的患者。手术范围为尽量清除内膜异位病灶,保留子宫和双侧、一侧或部分卵巢。

（2）保留卵巢功能手术:将盆腔内病灶及子宫切除,但至少保留一侧或部分卵巢,以维持卵巢功能。少数患者在术后仍有复发。

（3）根治性手术:即将子宫、双附件及盆腔内可见内膜异位病灶切除。

4.药物与手术联合治疗

术前使用药物治疗 2~3 个月使内膜异位病灶缩小,从而有利于手术操作。术后也可使用药物治疗 3~4 个月使残留的内膜异位病灶萎缩退化,从而降低复发率。

第二节　子宫腺肌症

子宫腺肌症是指子宫肌层子宫内膜腺体及间质,在卵巢激素的影响下发生出血、肌纤维结缔组织增生,形成弥漫性病变和(或)局限性病变。

【病因】

病因不十分清楚,可能与高雌激素刺激有关。

【临床表现及诊断】

主要表现为进行性加重的痛经、月经过多、子宫不规则出血、慢性腹痛、生育力下降等。妇科检查时子宫呈均匀性增大或有局部性结节隆起,质硬,经期压痛明显。B 超检查子宫肌层可见不规则强回声。

【治疗】

1.药物治疗

同本章第一节子宫内膜异位症的药物治疗。

2.手术治疗

(1)保守性手术:以保留生育功能、保留子宫为目的,主要为局部病灶切除术。但切除不彻底,术后需配合药物治疗。

(2)根治性手术:切除子宫。

第三章　妊娠滋养细胞疾病

第一节　葡　萄　胎

葡萄胎又称水泡状胎块,是最常见的妊娠滋养细胞疾病,我国的发病率约1/1200次妊娠。葡萄胎包括完全性葡萄胎和部分性葡萄胎两类,完全性葡萄胎中妊娠产物完全被状如葡萄、弥漫增生水肿的绒毛组织取代,没有胎儿及其附属组织;部分性葡萄胎有可辨认的胚胎结构,仅部分绒毛水肿和滋养细胞增生。

一、病理分类和遗传分类

传统病理学根据葡萄胎的大体形态及组织学特征,将其分为完全性葡萄胎(CHM)和部分性葡萄胎(PHM)。两者在临床表现、细胞核型、组织学表现及生物学行为及预后等方面有很大差异,根据世界卫生组织2003年的最新分类,已将其归为不同的两种疾病(表2-1)。

随着遗传学技术的发展和运用,人们对葡萄胎有了进一步的认识,发现了其遗传物质有单纯来自父方和来自父母双方的情况,从而将葡萄胎在遗传学上分为两种不同的类型。

表 2-1　完全性葡萄胎和部分性葡萄胎特征比较

特征	完全性葡萄胎	部分性葡萄胎
胎儿组织	无	可见
HCG	常＞50000U/L	＜50000U/L
子宫大于孕周	约1/3	10%
子宫小于孕周	约1/3	65%
绒毛水肿	弥漫	局限
滋养细胞增生	弥漫	局限
滋养细胞异型性	轻-重度	轻度
黄素化囊肿	常见	不常见
恶变率	18%～25%	2%～4%
核型及遗传物质来源	二倍体,孤雄来源	三倍体,雌雄来源
转移灶	＜5%	＜1%

1.单纯父源型葡萄胎(AnCHM)

从胚胎起源上,完全性葡萄胎来自空卵受精,表现为双倍体的孤雄或双雄起源,其遗传物质完全来自父方,缺少母亲来源的遗传信息,因此大多数完全性葡萄胎在遗传学上为单纯父源型。

2.双亲来源型葡萄胎(BiCHM)

约10%完全性葡萄胎遗传学检测为来自父母双方型,其组织学特征与AnCHM完全相似,但常表现为家族性或重复性葡萄胎,且发展为持续性滋养细胞疾病的概率高于AnCHM。BiCHM发生分子机制的研究是近年GTD研究的热点之一,目前认为该类葡萄胎的发生于母系印迹基因的破坏有关。

部分性葡萄胎的染色体核型为三倍体,为单倍体卵子双精子受精后起源,遗传物质来自父母双方。但国内外学者曾报道,常规病理诊断为部分性葡萄胎的病例中有20%~40%为雄性起源,缺少母体遗传物质。

区分完全性或部分性葡萄胎的意义在于两者临床恶变率有明显差异。完全性葡萄胎的恶变率接近20%,而部分性葡萄胎的恶变率仅2%左右。同样,不同的遗传学类型,恶变概率不同,研究结果显示,恶变病例的遗传学分类大多为完全父方来源。

二、临床症状及体征

葡萄胎患者可以表现为闭经、阴道出血、腹痛、子宫增大超过实际孕周、妊娠中毒症状,包括严重妊娠呕吐、妊娠高血压疾病甚至子痫,感染、贫血、甲状腺功能亢进、黄素囊肿等。

近几年来,随着对葡萄胎疾病的认识和诊断技术的提高,尤其是血HCG测定及盆腔超声的广泛应用,对葡萄胎的诊断时间大为提前。协和医院报道,20世纪80年代前葡萄胎的平均诊断孕周为17~24周,而20世纪90年代后,诊断葡萄胎时的平均孕周为13周,有时葡萄胎甚至可在6~8周得以诊断。葡萄胎早期诊断,及时清除,使症状减轻,严重并发症明显减少。

阴道出血仍然是最常见的症状和就诊原因,但所占比例已由95%左右降至80%,且长期、大量出血或合并贫血的患者已相当少见。美国新英格兰滋养细胞疾病中心数据显示,贫血发生率不到5%,妊娠剧吐、妊娠高血压综合征虽仍时有发生,但已由原来的26%降至8%,而甲状腺功能亢进、呼吸窘迫等在近年患者中已没有发生。有部分患者甚至没有任何症状,而是在人工终止妊娠或常规超声检查时发现。我国协和医院近15年113例患者的资料为:阴道出血(83.2%)、子宫异常增大(46.6%)、黄素囊肿(16.8%)、妊娠剧吐(10.6%)、妊娠高血压综合征(3.5%)、咯血(3.5%)。

三、诊断

凡停经后有不规则阴道出血、腹痛、妊娠呕吐严重且出现时间较早,体格检查示子宫大于停经月份、变软,子宫孕5个月大时尚不能触及胎体、不能听到胎心、无胎动,应怀疑葡萄胎可能。较早出现子痫前期、子痫征象,尤其在孕28周前出现子痫前期、双侧卵巢囊肿及甲状腺功能亢进征象,均支持葡萄胎的诊断。如在阴道排出物中见到葡萄样水泡组织,诊断基本成立。确诊仍需靠病理组织学,而超声和HCG水平测定已成为早期诊断葡萄胎的主要手段。

(一)超声诊断

超声检查是诊断葡萄胎的重要方法,典型葡萄胎有其独特的声像,表现为子宫增大,宫腔内充满低到中等强度、大小不等的点状回声、团状回声,呈落雪状或蜂窝状改变,其间夹杂多个大小不一散在的类圆形无回声区,采用局部放大技术观察,可见宫腔内蜂窝状无回声区充满了彩色血流信号。部分性葡萄胎宫腔内可见由水泡状胎块引起的超声图像改变及胎儿或羊膜腔,胎儿常合并畸形。

超声对完全性葡萄胎的诊断率可达 90% 以上,对部分性葡萄胎的诊断符合率接近 80%,还可以发现正常宫内孕与葡萄胎共存的情况。超声在葡萄胎清宫后确诊有无残留、结合彩色多普勒血流显像对葡萄胎恶变进行早期预测和诊断,对病变致子宫穿孔、病变侵及血管等情况及时提示方面也有重要作用。

采用经阴道探头的彩色多普勒超声检查,结合 HCG 测定,在孕 8 周即可作出葡萄胎诊断;但一般情况下,在孕 9 周前仅依据超声作出葡萄胎的诊断并不容易,尤其是鉴别部分性葡萄胎与胚胎停育、稽留流产、不全流产等。Fine 等提出与诊断部分性葡萄胎明显相关的两种影像结果:不规则囊状改变或蜕膜、胎盘及肌层的回声增加,孕囊横径与前后径之比>1.5。当两种指标同时存在,葡萄胎阳性预测值为 87%,当两种指标均不存在时,稽留流产的阳性预测值为 90%。也有人认为 B 超上出现宫腔内增厚的强回声,可能是早期不正常滋养细胞组织,只是在这么早的时期还没有发展成为可探及的水泡样变,应注意追踪,及时发现形态上的改变。彩色多普勒检测子宫肌壁的血流、子宫动脉阻力等,有助于对病情的判断。

近年来,三维超声逐渐开始在临床应用,与传统的二维超声相比,三维超声成像使葡萄胎的表面结构与内部结构得以立体显示,可提供二维超声图像不能提供的病灶立体形态信息,丰富了诊断信息,使检查医师更易判断。特别是比二维超声可更清晰地显示病灶区与正常子宫肌层组织的分界,有助于更精确判断病灶是否有侵蚀或侵蚀范围。

(二)绒毛膜促性腺激素(HCG)测定

葡萄胎时滋养细胞高度增生,产生大量 HCG,血清中 HCG 滴度通常高于相应孕周的正常妊娠值,而且在停经 8~10 周或以后,随着子宫增大仍继续上升,利用这种差别可作为辅助诊断。葡萄胎时血 HCG 多在 $20×10^4$ U/L 以上,最高可达 $24×10^5$ U/L,且持续不降。但在正常妊娠血 HCG 处于峰值时,与葡萄胎有较大范围的交叉,较难鉴别,可根据动态变化或结合超声检查作出诊断。也有少数葡萄胎,尤其是部分性葡萄胎,因绒毛退行性变,HCG 升高不明显。

(三)组织学诊断

组织学诊断是葡萄胎最重要和最终的诊断方法,葡萄胎每次刮宫的刮出物必须送组织学检查,取材时应选择近宫壁近种植部位无坏死的组织送检。

1.完全性葡萄胎组织学特征

巨检示绒毛膜绒毛弥漫性水肿,形成大小不等的簇状圆形水泡,其间由纤细的索带相连成串,形如葡萄,看不到胎儿结构。对于直径在 2mm 以下、肉眼不易发现的水泡状胎块,称为"镜下葡萄胎",此时诊断应慎重,需与流产变性相鉴别。其镜下基本病理改变是绒毛间质水肿,中心液化池形成,血管消失或极稀少,滋养细胞呈不同程度的增生。滋养细胞增生是诊断的必要依据,突出表现为滋养细胞增生的活跃性、弥漫性、失去极向、异型性和双细胞混杂性。WHO 科学小组曾建议,如无明显的滋养细胞增生,应称为"水泡状退行性变",不应划入葡萄胎的范围。

2.部分性葡萄胎组织学特征

通常仅部分绒毛呈水泡状,散布于肉眼大致正常的胎盘组织中,有时需仔细检查方能发现。绒毛和水泡可以不同的比例混杂,且常可伴胚胎或胎儿(12%~59%)。镜检示绒毛水肿与正常大小的绒毛混合存在。前者水肿过程缓慢形成,导致绒毛外形极不规则,伴有中央池形成,但量不多。滋养细胞增生程度不如完全性葡萄胎明显,多以合体滋养细胞增生为主。在水肿间质可见血管及红细胞,这是胎儿存在的重要证据。

由于 PHM 临床表现不特异,故其诊断主要依靠病理诊断。值得注意的是,在术前诊断为不全流产、过期流产等病例中,(2)3％的标本术后病理提示为部分性葡萄胎,而术后诊断为完全性葡萄胎的仅占 0.43％。对于诊断不明或困难的标本可以酌情做细胞核型分析。

3.早期葡萄胎的病理诊断

孕周超过 12 周的完全性葡萄胎,因其绒毛水肿明显,伴滋养细胞增生和细胞异型性,且没有胚胎或胎儿组织,因此和部分性葡萄胎的鉴别相对容易。由于葡萄胎的早期诊断与治疗,病理学检查也出现了相应变化。有研究表明,在 20 世纪 80 年代之前,80％的葡萄胎病理表现为绒毛明显水肿、中心池形成和滋养细胞片状增生。而近 10 年来,出现该典型组织学改变者不到 40％。很多葡萄胎患者在孕 12 周前就可得到初步诊断,甚至有人提出了非常早期葡萄胎的概念(6～11 周)。由于组织学特点还未发展到典型的阶段,绒毛水肿,滋养细胞增生和异型性等都不明显,且临床表现也不特异,病理上与 PHM 较难鉴别。同时有文献报道,某些葡萄胎尽管可以早期诊断和处理,其恶变率并未较晚发现者降低,因此这种早期葡萄胎的恶变与病变的生物学行为有关,而与孕周无关,及早发现这种病变的组织学类型非常重要。细胞核型分析在鉴别诊断上有一定帮助,但由于 CHM 和 PHM 的细胞核型多样并且存在交叉(CHM 也有三倍体,PHM 也可能有二倍体),其多样性并未被完全认识,故其意义待肯定。

4.流式细胞 DNA 测定及 DNA 指纹技术

由于葡萄胎诊断不断提前,出现典型病理变化者尚不足 40％,大多数葡萄胎可表现为不典型的临床和形态学改变,因此容易将其误诊为部分性葡萄胎和流产。在这种情况下染色体核型的检查有助于鉴别诊断。完全性葡萄胎的染色体核型为二倍体,部分性葡萄胎为三倍体。利用 DNA 指纹技术对葡萄胎的遗传物质亲体来源进行鉴别,区别出双亲来源和单纯父亲来源,有助于鉴别完全性葡萄胎、部分性葡萄胎、流产等。但目前在临床上尚不能广泛开展。

5.葡萄胎的鉴别诊断

超声技术及 HCG 定量测量的普及使葡萄胎的诊断水平得以提高,但临床上对某些病例的诊断仍有一些困难。完全性葡萄胎的诊断相对容易,而部分性葡萄胎经常误诊或漏诊。浙江大学妇产医院报道 45 例葡萄胎误诊病例,其中部分性葡萄胎 40 例,完全性葡萄胎仅 5 例。常见的误诊原因如下。

(1)葡萄胎尤其是部分性葡萄胎和流产的鉴别:在浙江大学报道的 45 例误诊病例中,误诊为各种流产者有 43 例,包括难免流产、不全流产、过期流产及药流不全等情况,可见葡萄胎与流产的鉴别相当令人困扰。由于葡萄胎具有潜在恶变性,两者的处理尤其是随访及预后截然不同,故的鉴别诊断十分重要。葡萄胎与流产均可表现为停经、阴道出血,当葡萄胎患者子宫增大不明显、没有明显的黄素化囊肿、妊娠剧吐及妊高征等临床表现时,临床及超声诊断均有一定困难。对暂不能确诊的患者应进行血 HCG 的动态分析。理论上讲,HCG 值高于正常妊娠水平应首先考虑是葡萄胎,低于正常则考虑是流产。但实际工作中两者 HCG 水平交叉的情况并不少见,部分性葡萄胎血 HCG 可能并不十分高,而自然流产时间较短的患者其血

HCG 也还未降至正常,对于这两者之间血 HCG 值上是否具有明显的差异,目前国内无相关报道。因而,应当强调对所有自然流产或过期流产的标本应进行仔细检查及病理学分析。有时过期流产标本合并胎盘水肿、变性、令病理医生也难以判断,可借助流式细胞学、染色体核型等手段加以鉴别。

(2)葡萄胎与妊娠合并子宫肌瘤变性鉴别:子宫肌瘤为雌激素依赖性肿瘤,孕期生长迅速,因肌瘤体积增加常引起瘤内供血不足,造成间质液化,形成大小不等的囊腔。超声下可见变性的肌瘤壁包膜回声部分欠规则,其内可见多个不规则液区,极似葡萄胎。如肌瘤体积较大,同时可表现出子宫增大明显大于孕周,血 HCG 升高等,与葡萄胎容易混淆,尤其是伴胚胎发育不良、超声未能探及胎心时更不易鉴别。

彩色多普勒血流、HCG 水平对两者的鉴别有一定帮助。

文献中还有一些少见的误诊病例。如表现为绝经后出血的葡萄胎误诊为子宫内膜癌、葡萄胎误诊为异位妊娠等。相对于这些疾病来说,葡萄胎的发病率相对较低,典型症状减少,因此提高临床医生及相关辅诊医生尤其是超声检查者对这一疾病的认识、加强识别能力,是及时发现葡萄胎、及时治疗的关键之一。

四、治疗

(一)清宫

葡萄胎诊断一旦成立,应及时处理进行清宫。清宫前应首先对患者一般状况和疾病进展作出评估,做好输液、输血准备,由有经验的医生操作。一般选用吸刮术,充分扩张宫颈管,选用大号吸管,待葡萄胎组织大部分吸出、子宫明显缩小后,改用刮匙轻柔刮宫。即使子宫增大至妊娠 6 个月大,仍可选用吸刮术。由于葡萄胎子宫大且软,清宫出血较多,也易穿孔,为减少出血和预防子宫穿孔,可在术中静脉滴注缩宫素,因缩宫素可能把滋养细胞压入子宫壁血窦,导致肺栓塞和转移,所以缩宫素一般在充分扩张宫颈管和开始吸宫后使用。

国内以往多主张清宫 2 次,过多的吸刮,不但损伤大、出血多、易发生感染,而且对以后的妊娠不利。且多次清宫可能使子宫内膜的血管内皮和基底膜损伤,致使葡萄胎组织易于穿越屏障侵及子宫肌层及血管,促使侵蚀性葡萄胎的发生。协和医院报道,113 例葡萄胎中有 40 例进行了二次清宫,其中仅 5 例发现葡萄胎残留。因此目前一般不主张常规二次刮宫,子宫小于妊娠 12 周者可一次刮净,子宫大于妊娠 12 周或术中感到一次刮净有困难时,于 1 周后行第二次刮宫。葡萄胎每次刮宫的刮出物,必须送组织学病理检查。

清宫过程中最常见的并发症是阴道大量出血,因此葡萄胎清宫前应充分备血。如能迅速清除病变组织,子宫收缩后一般出血会明显减少。有时出血难以控制,可以选择子宫动脉栓塞止血,从而保留生育能力;必要时须切除子宫。

在清宫过程中,有极少数患者因子宫过度增大、缩宫素使用不当等,致大量滋养细胞进入子宫血窦,并随血流进入肺动脉,发生肺栓塞。轻者出现胸闷、憋气、呼吸困难、一过性晕厥,重者可出现急性呼吸窘迫、右心衰竭甚至猝死。因此,对子宫异常增大、尤其是超过妊娠 16 周的患者,应在有抢救设施及心肺复苏条件下进行清宫,清宫中如出现可疑症状,应警惕肺栓塞,及时给予对症治疗。

（二）并发症处理

目前葡萄胎诊断较早,处理及时,有严重并发症的情况逐渐少见。卵巢黄素化囊肿在葡萄胎排出后,大多自然消退,无需特殊处理。如囊肿较大、持续不消失或影响 HCG 下降,可考虑超声引导下经后穹隆或腹壁穿刺。葡萄胎清宫后黄素囊肿扭转的报道已屡见不鲜,如腹痛短时间内不能缓解,应积极手术探查,避免卵巢缺血坏死。随着腔镜技术的普及,腹腔镜下囊液抽吸、复位,已成为重要的手段。

良性葡萄胎患者发生自发性子宫破裂的很少见,清宫术中因子宫大、宫颈口一般较松弛,因手术导致穿孔者也并不多。但对葡萄胎患者出现内出血症状、体征时,仍应考虑到子宫穿孔的可能。大多可通过剖腹探查或腹腔镜进行修补,如无生育要求,可行子宫切除。对这类患者应警惕滋养细胞肿瘤的可能。

（三）术后随诊

葡萄胎排出后有恶变的可能,因此随诊在葡萄胎术后的监测中非常重要。随诊时应积极改善一般状况、及时治疗贫血和感染等,了解月经是否规则,有无异常阴道出血,有无咳嗽、咯血及其他转移症状,并定期做妇科检查、超声、X 线胸片或 CT 检查。HCG 是葡萄胎术后监测中最重要的内容。一般要求术后每周测定 HCG 1 次,连续正常 2 周后继续每月监测,持续 6 个月;然后 2 个月复查 1 次,持续 6 个月。随访时 HCG 的敏感度应≤2U/L,且需同时检测 HCG 分子的不同亚单位。HCG 是滋养细胞敏感而特异的标记物,可及时发现葡萄胎残留或恶变;但如前所述,少数病例有假阳性或假阴性可能,对随诊过程中 HCG 测量值与临床表现或其他检查结果不相符时,应积极寻找原因。

许多患者因距医院远或费用等原因未能完成随访,有些患者特别是 35 岁以上者往往急于偿试再次妊娠,因此过长时间的随访依从性不高。目前对术后随访时间的要求有逐渐缩短的趋势,研究表明缩短 HCG 随访时间是合理而安全的,如果 HCG 自发降至 5U/L 以下,不会发生持续性滋养细胞疾病。英国一项对 6701 例葡萄胎患者随诊 2 年的回顾分析显示,在 422 例进展为持续性滋养细胞疾病的患者中,98％(412 例)都是在清宫后 6 个月内进展为持续性病变。因此,无论是 CHM 还是 PHM 进行短期随访是很有必要的,但是理论上 97％患者 HCG 的随访时间可以缩短。若在完成随访前发生妊娠,通常结局良好。

葡萄胎术后应采取有效的避孕措施,目前认为阴茎套、口服避孕药、宫内节育器均是安全的,不会引起恶变或子宫穿孔。HCG 下降速度及曲线对随诊及等待妊娠时间有一定指导意义。若 HCG 呈对数性下降,则随访 6 个月后即可妊娠;若葡萄胎清宫后 HCG 呈缓慢下降,则需等待更长的时间才可妊娠。且下次妊娠时应早期做超声检查,检测 HCG 以确保其在正常范围内,妊娠结束后亦应随访 HCG 至正常水平。同时应注意,即使有了一次正常妊娠分娩,仍不能排除葡萄胎发生恶变的可能。

葡萄胎清宫后的随诊过程中,如 HCG 下降不满意,应注意是否有葡萄胎残留。因葡萄胎排出不净,可使子宫持续出血,血或尿内 HCG 持续阳性。超声对此应有较好的提示,应再次刮宫,HCG 可迅速降至正常,一般无严重后果。

持续性葡萄胎:目前没有明确的定义,一般指葡萄胎清宫后 3 个月 HCG 仍阳性,除外葡萄胎残留,称持续性葡萄胎。部分持续性葡萄胎经过一定时间后可自行转为正常,但多数在不久后即出现 HCG 上升,子宫、肺或阴道等部位出现可测量病灶,即可确定已经发生恶变。

(四)恶变

葡萄胎为良性疾病,清宫后大多预后良好,经随诊达到临床治愈,但有部分患者将进展为恶性滋养细胞肿瘤。美国完全性葡萄胎恶变率一般在 20% 左右,部分性葡萄胎恶变率在 5% 左右。在恶变的患者中,70%～90% 为侵蚀性葡萄胎,10%～30% 为绒癌,我国的数据与此相似。

不同地区恶变率有所差异,可能与各地诊断标准不同有关。我国目前主要参照协和医院的标准,葡萄胎组织清除干净后 HCG 持续 8～10 周仍为阳性、下降缓慢出现平台或上升,排除残留后即可考虑恶变。美国的标准也较为宽松,葡萄胎清宫后 HCG 出现平台持续 3 周,升高持续 2 周即可以给予化疗;而英国对葡萄胎清宫后有密切的随访制度,在诊断恶变时指征相对严格。葡萄胎后滋养细胞肿瘤的诊断,血清 HCG 水平是主要的诊断依据,影像学证据不是必须。

英国 Sheffield 滋养细胞中心总结了 10 年中仅根据 HCG 水平变化诊断为持续性滋养细胞疾病患者的资料,其中有 282 例接受了二次刮宫术。再次清宫使 60% 的患者免于化疗,仍需化疗的患者 HCG 水平大多在二次刮宫时 >1500U/L 或有其他病理改变。

虽然葡萄胎的诊断及处理时间不断提前,但数据显示葡萄胎的恶变率并没有下降。美国新英格兰滋养细胞疾病中心在 20 世纪 70 年代,完全性葡萄胎的恶变率为 18.6%,到 20 世纪 90 年代总的恶变率为 25%。我国协和医院对比 20 世纪 70 年代和近 15 年的资料,结果与此相似。因此,有可能是葡萄胎的生物学行为决定了其是否恶变,与诊断及治疗是否及时无关。此外也可能与诊断技术的进步有关,既往葡萄胎的随诊采取尿 HCG 半定量测定,现已改成血清 HCG 的定量测定,敏感性大大提高,既往尿 HCG 测不到时,现在血清 HCG 已是阳性,而诊断标准并没有大的变化,即 8～10 周 HCG 未降至正常即诊断恶变,故恶变率会有所升高。以前普遍采用 X 线胸片评价肺转移,有一些恶变患者可能因此而漏诊,而现在多采用肺 CT 评价有无肺转移,肺部小的转移病灶都可以及时发现,可能也是恶变率上升的原因之一。

五、葡萄胎恶变高危患者的识别及处理

20% 左右的葡萄胎将进展为滋养细胞肿瘤。虽然恶性滋养细胞肿瘤的治疗已有成熟有效的方案,预后也大为改善,但恶变患者仍将面临肿瘤无法治愈、复发,引起致命出血、化疗毒性反应等威胁甚至死亡,同时使患者承受巨大的心理及经济负担。因此,预防葡萄胎恶变对改善葡萄胎整体预后、减少恶性滋养细胞肿瘤的发生具有重要意义。

1.预防性化疗的利弊

化疗是预防葡萄胎恶变的有效方法,预防性化疗能减少高危型葡萄胎恶变的概率。文献报道,有高危因素的患者采用预防性化疗后,恶变率从 47% 降至 14%,高危型患者中 50%～70% 或以上的恶变可以经预防性化疗预防,但不能减少低危患者的恶变。预防性化疗不仅降低恶变率,而且恶变的患者以低危滋养细胞肿瘤为主。巴西滋养细胞疾病中心的最近一份资料显示,在对 265 例高危葡萄胎患者的随访中发现,清宫前接受预防性化疗者中,18.4% 进展为滋养细胞肿瘤,未接受预防性化疗者为 34.3%,相对危险度为 0.54。化疗对进展为滋养细胞肿瘤患者的预后没有影响,但可减少恶变后治疗的费用。

化疗具有风险,葡萄胎恶变率为 5%～20%,不应为防止约 20% 的患者恶变,而使 80% 无恶变患者也承受化疗的痛苦和危险。同时预防性化疗并不能彻底预防恶变,而会造成一种安全的假相,从而使随访不够充分。也有研究认为化疗有一些不可避免的副作用,经预防性化疗的患者恶变后可能需要更多疗程的化疗,且预防性化疗后仍需要随访。同时预防性化疗并不能改善低危患者的预后。因此,目前在许多医疗机构并不常规采用预防性化疗,仅适用于具有高危因素及没有随诊条件者。部分性葡萄胎恶变概率仅为 4%,一般不发生转移,因此一般不做预防性化疗。

2.高危患者识别

葡萄胎的恶变机制不清,目前预测葡萄胎恶变的因素都是对大量临床或实验室资料分析的基础上总结而来。目前较明确的高危因素如下。

(1)年龄＞40 岁。

(2)子宫明显大于妊娠月份 4 周以上。

(3)重复性葡萄胎。

(4)术前 HCG 值异常增高(＞1×10^5 U/L)。

(5)小水泡(直径＜2mm)为主的葡萄胎。

(6)二次刮宫后滋养细胞仍高度增生。

(7)卵巢黄素化囊肿直径＞6cm。

3.预防性化疗方法

实施预防性化疗时机一般在葡萄胎清宫前 2～3d 或清宫时,最迟在刮宫次日。曾有报道,经预防性化疗后再发生持续性葡萄胎的患者其后续治疗需要更多疗程,预防性化疗组为(2)5±0.5 个疗程,而对照组为 1.4±0.5 个疗程,且有统计学差异。提示预防性化疗有增加肿瘤对化疗药物耐药性的可能。因此,为尽量减少药物毒性反应和耐药,一般采用单一药物方案,用量与治疗剂量一样。

国内常选择氟尿嘧啶(5-FU)或更生霉素(KSM),而国外常用甲氨蝶呤/四氢叶酸(MTX)或放线菌素 D(ACTD)。疗程数尚不确定,多数建议化疗直至 HCG 转阴,无需巩固治疗;但也有报道仅行单疗程化疗依然有效。

六、几种特殊类型的葡萄胎

(一)家族性复发性葡萄胎

大多数葡萄胎是散发的,但也有家族性复发性葡萄胎(FRM)。FRM 是指一个家族中有 2 个或 2 个以上成员反复发生 2 次或 2 次以上葡萄胎。FRM 的发生十分罕见,很难估计其确切的发生率。从遗传学发生上,几乎所有的 FRM 均为 BiCHM,即双亲来源完全性葡萄胎。

【临床特点】

一般的非家族性葡萄胎患者复发率约 1.8%,98% 的患者在一次葡萄胎后可以有正常妊娠,产科结局没有明显差异。而 FRM 患者再次发生葡萄胎的概率比一般葡萄胎患者高得多,常发生 3 次以上甚至多达 9 次的葡萄胎,并发生多次自然流产,这些流产因没有行病理诊断尚难排除葡萄胎的可能。家族中受影响的妇女往往很少甚至没有正常的妊娠,很难获取正常活胎。

FRM 患者的恶变率也高于没有家族史的葡萄胎患者。国内向阳等报道 2 个家族性复发性葡萄胎病例,其中 1 例孕 12 产 0,自然流产 7 次,5 次葡萄胎,2 次葡萄胎清宫后继发侵蚀性葡萄胎并肺转移;其姐姐孕 4 产 0,患葡萄胎 4 次,并于末次葡萄胎后发展为绒毛膜癌,于 32 岁因该病自杀。另 1 例孕 5 产 0,自然流产 2 次,宫外孕 1 次,葡萄胎 2 次;首次葡萄胎后 2 年诊为绒癌;其妹妹孕 4 产 1,曾顺产一女婴,3d 时死亡,原因不详;葡萄胎 3 次,末次葡萄胎后发展为绒癌并肺转移。

【发病机制】

几项关于 FRM 的研究表明,所有的葡萄胎组织均为 BiCHM,即遗传物质为双亲来源。BiCHM 的确切发病机制尚不清,目前的观点推测与基因印迹有关,是由于某个等位基因的双重表达即印迹紊乱所致。有些女性患者与两个不同的性伴均发生 BiCHM,故考虑 BiCHM 的根本性发病原因可能并不是葡萄胎组织中的基因缺陷,而是孕妇体内的某些基因缺陷,导致卵子中的母系基因印迹无法建立和维持。目前研究证实,FRM 为常染色体隐性遗传病,缺陷基因定位在 19q13.3～13.4 染色体。

【预防】

既往有人希望通过胞质内精子注射的方法来预防 FRM 的发生,其机制如下:先采用单精子注射,从技术上排除了双精子受精,能预防双雄三体的 PHM 和双精子受精导致的 AnCHM,再在植入前进行基因诊断,选择男性胚胎,能预防单精子受精后自身复制导致的 AnCHM。Fisher 等报道一妇女发生 3 次 BiCHM,其中 2 次葡萄胎为女性基因型,一次葡萄胎为男性基因型。说明当 CHM 为双亲来源时,BiCHM 的基因在行体外受精前就已决定。因此,目前预防重复性葡萄胎的方法仅适用于复发性 PHM 及 AnCHM 者,而对复发性 BiCHM 者并不可行。预防复发性 BiCHM 可接受赠卵和基因治疗,前者牵涉到法律和社会伦理问题,后者现还处于试验阶段,疗效不很肯定。

(二)葡萄胎与正常妊娠共存

葡萄胎与正常妊娠并存是一种罕见的病例,发生率为 1/2 万～1/10 万,近几年国内外报道已 200 余例。葡萄胎同时伴活胎妊娠有 3 种可能双胎妊娠,一胎 CHM 伴另一胎正常活胎;单胎妊娠,部分性葡萄胎伴活胎;双胎妊娠,一胎 PHM 伴活胎、另一胎正常妊娠。其中以双胎之一为完全性葡萄胎、另一胎正常最为常见。自然妊娠和辅助生育技术均有发生葡萄胎与胎儿共存的情况,20 世纪 90 年代后助孕技术后发生的病例逐渐增多。葡萄胎与正常妊娠共存,增加了诊断和处理的难度。在早孕期结合血 HCG 明显升高、超声影像检查,多能作出葡萄胎的诊断,但有时难以区分是部分性葡萄胎还是双胎之一为完全性葡萄胎。70% 的病例经超声检查可诊断,遗传学诊断如染色体分析、DNA 倍体分析、DNA 指纹等技术可鉴别葡萄胎和胎儿的染色体核型、遗传物质来源(单纯父源性或父母双方来源),有助于诊断 PHM 和二倍体胎儿共存的情况。

葡萄胎与正常妊娠共存时,因葡萄胎引起的内分泌紊乱及子宫明显增大等原因,使母体并发症增加,如阴道出血、严重的子痫前期、甲状腺功能亢进、前置胎盘、自然流产或早产等。20% 可获取活胎,但能够到足月妊娠的很少,结束妊娠的原因包括妊娠并发症、突然发生的胎死宫内、羊水过少、进展为妊娠滋养细胞肿瘤、发生他处转移等。存活的胎儿尚未有出生缺陷的报道,但国外学者对妊娠至 27 周、30 周、35 周的 3 例患者的正常胎儿胎盘进行病理检查发现,3 个胎盘均有绒毛膜板血管栓塞、钙化、无血管等现象。

双胎妊娠合并葡萄胎的恶变率明显增加,文献报道均在 50% 以上,而单纯性葡萄胎的恶变率在 20% 以下。但对治疗反应与普通葡萄胎恶变相似,均能达到治愈或完全缓解,目前报道中尚未见死亡病例。

目前的资料显示,是否发生恶变与孕妇的年龄、孕产次、葡萄胎清除时的孕周等没有明确相关;恶变患者发生严重子痫前期等妊娠并发症的比例较大,可能对预后是一个提示。另一个系列报道分析了未获取活胎组和获取活胎组发生恶性滋养细胞疾病的情况,两组孕周分别持续到 18.6 周和 33.0 周,未获取活胎组基础 HCG 水平更高、子宫大小与孕周的差异更大,结果未获取活胎组恶变率更高,为 68.4%,而获取活胎组恶变率为 28.6%。其原因可能是葡萄胎增长缓慢时才能保证胎儿的发育生长。

由于例数极少,对这种情况如何进行产前处理的资料有限。孕早期发现的病例,可直接行清宫术;孕中晚期的患者,需在胎儿排出后行清宫。实际上,很大一部分葡萄胎可以和一个正常的健康胎儿并存,并且可以获得良好的妊娠结局。如果胎儿核型与发育正常,妊娠过程中监测葡萄胎的体积变化不大,血清 β-HCG 水平无上升趋势,产科合并症控制满意的情况下,多可获得较好的妊娠结局。因此对有强烈生育要求的患者,应行羊水穿刺或绒毛活检等产前诊断,明确是否有染色体异常,超声检查胎儿有无异常,在严密监护下继续妊娠。但必须向孕妇强调可能发生阴道出血、早产、子痫前期、甲状腺功能亢进、肺水肿、葡萄胎恶变等风险。

葡萄胎清除后应密切随诊,出现 HCG 下降缓慢或反升时,应及时化疗。化疗方案与通常情况下的葡萄胎类似。文献报道大多为单药方案。

(三)异位葡萄胎

顾名思义,异位葡萄胎指葡萄胎着床在子宫腔以外的部位,符合葡萄胎的病理及遗传学改变,是良性病变,但由于异位的部位与子宫之间存在解剖学上的差异,使其临床表现和病理特征与普通的葡萄胎或异位妊娠不同。由于病例罕见、确诊困难,大多为个案报道,很难统计确切的发病率。完全性葡萄胎、部分性葡萄胎均有报道,但很多病例已无法进行分类。

【临床特点及表现】

异位葡萄胎患者可伴有异位妊娠常见的高危因素,葡萄胎发生的部位与异位妊娠常见的部位相似,可发生在输卵管、子宫角、卵巢、残角子宫、宫颈、阔韧带等部位。我国台湾最近报道了一例剖宫产切口葡萄胎种植的病例,英国报道了一例子宫肌壁间葡萄胎的病例,均很罕见。根据异位葡萄胎部位的不同,临床表现有所差异。异位在输卵管、卵巢者可表现为停经、腹痛及不规则阴道出血,部分患者可以有明显的早孕反应,较早发生破裂,常招致严重的内出血。在盆、腹腔及阔韧带等少见部位的异位葡萄胎可以在较为宽阔的盆、腹腔表面着床、发育,症状隐蔽,不易被较早诊断,对患者的危害可能更大。异位葡萄胎因种植部位薄弱,发生肌层、浆膜层甚至远处浸润转移更早。协和医院曾报道 3 例异位葡萄胎病例,2 例进展为恶性滋养细胞肿瘤(分别为绒癌Ⅳ期脑转移和侵蚀性葡萄胎ⅢA 期)。总恶变率还不明确。

【诊断】

文献报道,子宫肌壁间、宫颈、剖宫产切口处的葡萄胎术前经超声、彩色多普勒血流、磁共振等辅助检查,是可以在手术前及时发现的。而输卵管、腹腔内葡萄胎,常误诊为其他疾病,大多在手术后确诊。一般异位妊娠患者血 β-HCG 水平多在 10 000U/L 以下,异位葡萄胎患者血 β-HCG 水平较一般异位妊娠明显升高。诊断性刮宫、腹腔镜检查及子宫碘油造影对于异位葡萄胎的诊断也具有一定意义。数字减影血管造影术对盆腹腔深部、不易被超声或腹腔镜等发现的病变,在定位诊断上具有独特的作用。术后组织病理诊断是很多异位葡萄胎得以确诊的手段。值得注意的是,虽然文献报道的异位葡萄胎已很少,但英国病理学家 Burton JL 仍指出有过度诊断的问题。他们对 20 例怀疑异位葡萄胎的患者的病理切片进行回顾并行 DNA 倍体分析,发现仅 3 例可确诊为早期完全性葡萄胎。其他病例则是胎盘形成早期或水泡样流产的病理改变。这种情况类似部分性葡萄胎与过期流产、水泡样流产容易混淆的状况。因此,在临床工作中,对疑似病例既要警惕异位葡萄胎的可能,又不能轻易下诊断,应结合病理、血HCG,必要时结合遗传学手段来进行分辨。

【治疗及预后】

可以根据葡萄胎的种植部位决定手术方式。对宫颈、子宫角、子宫肌壁间的葡萄胎,可在超声或腹腔镜监视下行葡萄胎清除术,已有成功的报道。输卵管等部位的葡萄胎常在确诊前破裂、出血,患者多行急诊手术,如术中大体标本见水泡样组织,可行输卵管切除术。其他部位的行病灶切除。对难以手术的病例,可静脉给药正规足量的化疗,待滋养细胞受到抑制、病灶局限后再行手术。值得注意的是随着微创手术观念的普及,保守性手术不断增加,对异位葡萄胎的诊断和治疗结局有何影响还不得而知。

(四)转移性葡萄胎

WHO 新的分类体系中,已将转移性葡萄胎单独列出,是指子宫内的葡萄胎病变清除后,HCG 水平不变或升高,或发现子宫外的水泡状胎块的转移证据。因为侵蚀性葡萄胎也可出现远处转移,两者的界定有所交叉。所不同的是,侵蚀性葡萄胎应有子宫肌壁浸润的证据,而转移性葡萄胎没有。

对葡萄胎伴有阴道或外阴转移的定性,即是否仍为良性病变,一直有所争议。一种观念认为,病灶局限在宫腔内的良性葡萄胎,也可转移到肺或阴道,这种转移灶的转归,与病灶已侵入子宫肌层或穿入邻近组织的侵蚀性葡萄胎不同。一般转移灶小而少,血或尿的 HCG 滴度较低,清除葡萄胎后均能自然消退。其原理在于,阴道或外阴到子宫的静脉没有瓣膜,子宫的静脉血容易向阴道或外阴部倒流,在这些地方形成出血性结节。这种结节切开后中央为含绒毛的血块,很少有活跃的滋养细胞,这种区域性转移又称为绒毛"放逐",绝大多数是良性的。国外总结了 100 多例妊娠妇女尸检的结果,接近 50% 可找到滋养细胞栓塞,最早在妊娠 3 个月时就有绒毛"放逐"。因此,不能根据肺内有滋养细胞栓子,而诊断为恶性滋养细胞疾病。

但也有观点认为,血行转移不一定发生在局部浸润以后,不少恶性葡萄胎或绒癌患者,子宫没有原发灶,照样可以发生全身广泛转移。因此,发现阴道或肺部转移就应按恶性葡萄胎处理,不应观察期待,贻误患者的诊断和治疗。

第二节　侵蚀性葡萄胎和绒毛膜癌

一、侵蚀性葡萄胎

侵蚀性葡萄胎是指葡萄胎组织侵入子宫肌层或转移至子宫以外,因具恶性肿瘤行为而得名。

【病因】

侵蚀性葡萄胎来自良性葡萄胎,多数在葡萄胎清除后 6 个月内发生。

【病理】

大体可见水疱状物或血块,镜检时有绒毛结构,滋养细胞过度增生或不典型增生。

【检查与诊断】

1.病史及临床表现

①阴道出血,葡萄胎清宫后半年内出现不规则阴道出血或月经恢复正常数月后又不规则出血。②咯血,葡萄胎后出现痰中带血丝,应高度疑为肺转移。③腹痛及腹腔内出血。④宫旁肿块。

2.HCG 连续测定

葡萄胎清宫后 12 周以上 HCG 仍持续高于正常,或 HCG 降至正常水平后又上升。

3.B 超检查

子宫肌层有蜂窝样组织侵入。

4.X 线检查

若有肺部转移,胸片中于肺野外带常有浅淡半透明的小圆形结节,有助于诊断。

5.组织学诊断

侵入子宫肌层或于宫外转移灶的组织切片中见到绒毛结构或绒毛退变痕迹,可确诊。

【鉴别诊断】

(1)异位妊娠。

(2)绒毛膜癌。

(3)残余葡萄胎。

(4)黄素囊肿。

(5)再次妊娠。

【治疗】

化疗同绒毛膜癌。

【疗效标准与预后】

临床症状及转移灶消失,HCG 测定持续正常称为临床痊愈。临床痊愈后尚需巩固 1～2 个疗程。一般均能治愈,个别病例可死于脑转移。

【随访】

痊愈后第 1 年每月随访 1 次,1 年后每 3 个月随访 1 次,持续至第 3 年,以后每年随访 1 次至第 5 年,此后每 2 年随访 1 次。

二、绒毛膜癌

绒毛膜癌简称绒癌,是一种高度恶性的肿瘤,其特点是滋养细胞失去了原来绒毛结构而散在地侵入子宫肌层或通过血道转移至其他部位。

【病因】

绒癌继发于葡萄胎、流产或足月分娩后,其发生比率约为 2∶1∶1,少数可发生于异位妊娠后,但其真正发生原因尚不清楚,免疫异常可能与本病密切相关。

【病理】

肉眼观:子宫不规则增大,柔软,表面可见紫蓝色结节,剖视可见瘤体呈暗红色,常伴有出血、坏死及感染。质脆而软。镜下见增生的滋养细胞大片侵入子宫肌层及血管,排列紊乱,伴有大量出血坏死,没有一般癌肿所固有的结缔组织性间质细胞,也没有固定的血管,无正常绒毛结构。

【检查与诊断】

1.临床特点

流产、足月产后、异位妊娠以后出现不规则阴道出血等症状或转移灶,并有 HCG 升高,可诊断为绒癌;葡萄胎清宫后 1 年以上发病者,临床可诊断为绒癌,半年至 1 年内发病则有侵蚀性葡萄胎和绒癌的可能,需经组织学检查鉴别。

2.HCG 测定

一般葡萄胎清除后 84～100 天 β-HCG 可降至正常,人工流产和自然流产后分别约需 21 天和 9 天,个别可达 3 周。足月分娩后 12 天,异位妊娠后为 8～9 天个别可长达 5 周。若超过上述时间,HCG 仍持续在高值并有上升,结合临床表现可诊断为绒癌。

3.声像学检查

B 超及彩超可辅助诊断绒癌。

4.X 线检查

肺转移患者胸片可见球样阴影,分布于两侧肺野,多在肺下叶,有时仅为单个转移病灶。

5.组织学诊断

手术标本或转移灶标本中若仅见大量滋养细胞及出血坏死,则可诊断为绒癌;若见到绒毛结构,可排除绒癌的诊断。

【治疗】

治疗原则:以化疗为主,手术为辅。即使晚期广泛转移者仍可能获得痊愈。若已耐药,必要时辅以手术切除病灶,应尽量保留年轻患者的生育功能。

1.化疗

常用的化疗方案

(1)低危组通常用单药治疗:5-FU、KSM、MTX。5-FU 28～30mg/(kg・d),连用 10 天,静脉滴注,间隔 2 周。KSM 8～10μg/(kg・d),连用 10 天,静脉滴注,间隔 2 周。MTX 10mg/kg,肌内注射,隔天 1 次,共 4 次,CF(亚叶酸钙)0.1～0.15mg/kg,肌内注射,隔天 1 次,共 4 次,CF 肌内注射,开始于 MTX 肌内注射后 24 小时,疗程间隔 2 周。

（2）中度危险宜用联合化疗：最常用的化疗方案为 5-FU＋KSM 或 ACM 方案（ActD、CTX、MTX）。

1）5-FU＋KSM：5-FU 26mg/（kg·d），KSM 6μg/（kg·d），静脉滴注，共 8 天，间隔 3 周。

2）ACM 三联序贯：第 1、4、7、10、13 天，ActD 400μg，静脉滴注。第 2、5、8、11、14 天，CTX 400mg，静脉注射。第 3、6、9、12、15 天，MTX 20mg，静脉注射。疗程间隔 2 周。

3）MEC 方案：若缺乏 KSM，可使用此方案。第 1、3、5、7 天，MTX 10mg/kg，静脉滴注。第 2、4、6、8 天，CF 0.1mg/kg，肌内注射。第 1～5 天，VP16 100mg/（m²·d），静脉滴注。第 1～5 天，CTX 200mg/（m²·d），静脉滴注。

（3）高度危险或耐药病例用 EMA-Co 方案：第 1 天 VP16 100mg/m²＋生理盐水 200ml 静脉滴注 1 小时；KSM 0.5mg，静脉注射；MTX 100mg/m²，静脉注射；MTX 200mg/m²，静脉滴注 12 小时。第 2 天 VP16 100mg/m²＋生理盐水 200ml，静脉滴注 1 小时；KSM 0.5mg，静脉注射；CF15mg 在 MTX 后 24 小时开始，肌内注射或静脉滴注，每 12 小时 1 次，共 4 次。第 8 天 VCR 1mg/m²，静脉注射；CTX 600mg/m²＋生理盐水 200ml，静脉滴注 1 小时。用药期间要碱化尿液，肾功能必须正常。若 Co 耐药，第 8 天可用 EP 代替，VP16 150mg/m²，DDP 75mg/m²（需水化）。

2.手术

主要作为辅助治疗，对控制大出血等各种并发症、消除耐药病灶、减少肿瘤负荷和缩短化疗疗程等方面有一定作用，在一些特定情况下应用。

（1）对于大病灶、耐药病灶或病灶穿孔出血者，应在化疗的基础上给予手术。手术范围为全子宫切除术，生育年龄妇女应保留卵巢。对于有生育要求的年轻妇女，若血 HCG 水平不高、耐药病灶为单个及子宫外转移已控制，可考虑做病灶剜除术。

（2）肺叶切除术：对于多次化疗未能吸收的孤立的耐药病灶，可考虑做肺叶切除。其指征为：①全身情况良好；②子宫原发病灶已控制；③无其他转移灶；④肺部转移灶孤立；⑤HCG 呈低水平，尽可能接近正常。另外，当 HCG 阴性而肺部阴影持续存在时应注意排除纤维化结节。

3.放疗

主要用于肝、脑转移和肺部耐药病灶的治疗，根据不同转移部位选择剂量。

【疗效标准与预后】

疗效标准同侵蚀性葡萄胎，其预后与多种因素有关，其中伴有脑转移者死亡率极高。

【随诊】

同侵蚀性葡萄胎。

第三节　胎盘部位滋养细胞肿瘤

胎盘部位滋养细胞肿瘤（PSTT）是一种罕见的来源于绒毛外种植部位中间型滋养细胞的肿瘤，与葡萄胎、侵蚀性葡萄胎和绒毛膜癌一并列为滋养细胞疾病，其发生率约为 1/10 万次妊娠,占所有滋养细胞肿瘤的 1%～2%。PSTT 大多数为良性病变,以往称为"合体细胞性子宫内膜炎"、"滋养细胞假瘤"、"绒毛膜上皮病"、"不典型绒毛膜上皮瘤"等,10%～15% 由于出现转移性病变而被称为恶性 PSTT,病死率为 20%。鉴于其存在转移等恶性生物学行为,1981 年 Scully 首先采用 PSTT 来命名这一疾病,后被世界卫生组织采纳一直沿用至今。近年来,随着临床医师和病理医师对 PSTT 的警惕与诊断的重视,以及辅助检查手段的应用,确诊率有所增加。

【发病机制】

采用聚合酶链反应对 PSTT 遗传起源的研究发现,89% 的 PSTT 由 XX 基因组成,表明 PSTT 的形成需要有父源性 X 染色体的存在,其可能来源于双源基因产物的正常妊娠或完全性父源性葡萄胎。在对父源性 X 染色体雄激素受体位点甲基化状态的研究发现,有活性的父源性 X 染色体雄激素受体位点表现为低甲基化,而相应的母源性位点则表现为高甲基化。推测父源性 X 染色体在 PSTT 发生中可能通过以下途径而发病:①XP 锚定于癌基因,如 Exsl、Pem、MYCL2 和 IAP 等;②父源性 X 染色体上存在有显性致癌基因;③功能性 X 染色体含量异常;④肿瘤基因发生了病理性扩增。

【临床特征】

本病主要见于育龄妇女,30～40 岁最为常见,平均年龄 32 岁,绝经后妇女极为少见。可于前次妊娠后数周至数年发病,其临床表现各异,病程无法预知,可以表现为良性行为,也可以表现为致命的侵袭性疾病。

最常见的临床表现为停经和不规则阴道流血,常常是停经一段时间后出现阴道出血。停经原因可能是肿瘤分泌胎盘泌乳素(HPL),导致高泌乳素血症所致。

有的病例可表现为子宫增大,肿瘤弥漫浸润于肌壁者子宫常均匀增大,局限性肿块者可致子宫不规则增大。

23% 的患者血清 HCG 水平正常,46% 轻度升高,31% 中度升高,但很少能达到绒癌患者的水平。

PSTT 还可合并肾病综合征,临床表现为蛋白尿、低蛋白血症、高血脂症和水肿等,其发生机制尚不清楚,可能与肿瘤产生的某些因子致慢性血管内凝血,导致肾小球内纤维蛋白原沉积有关。其症状可随子宫切除而自然消退。

大多数 PSTT 无转移,并且预后良好,但仍有 15%～30% 的病例发生转移,一旦发生则常常广泛播散,预后不良,如果治疗不当,死亡率可以高达 10%～20%。PSTT 最常见的转移部位为肺、肝脏和阴道,但是其他部位的转移(如头皮、脑、脾、肠、胰腺、肾脏、盆腔邻近脏器、淋巴结和胃等)也都有报道,其转移途径与其他类型滋养细胞肿瘤一样,均为血行转移。

PSTT 常以妇产科症状就诊,首次就诊时很少有其他科症状与体征,肿瘤一般限于子宫体,也可累及宫颈、阔韧带、输卵管和卵巢,甚至子宫全层可被肿瘤侵蚀穿破。当发生肿瘤穿透子宫浆膜层时可致自发性穿孔,诊刮可导致继发性穿孔,引起内出血,需急诊手术。

通过病例分析发现,PSTT 既可以发生于葡萄胎也可起源于正常妊娠之后,前次足月妊娠大多数为女性胎儿。据文献报道,在所有 PSTT 中,前次妊娠分别为正常足月妊娠(占 61%),葡萄胎(占 12%),自然流产(占 9%),治疗性流产(占 8%),异位妊娠、死产或早产(共占 3%),

还有 7% 前次妊娠性质不明。

【病理特点】

PSTT 大体病理病灶大小不一,形态多变,肿瘤可呈息肉状、结节状或弥漫浸润子宫壁,肉眼无明确结节或清晰界限,少数病例可见出血坏死。镜下瘤细胞形态相对一致,较细胞滋养细胞为大,圆形、卵圆形或多角形,少数可为梭形,胞质丰富,淡染,嗜双色性,有时可见胞质透明的细胞。瘤细胞以单核细胞为主,双核及多核细胞少见,合体细胞样细胞罕见,核染色质较深,可有异型性,核仁不明显。核分裂一般小于 2/10HP。瘤细胞常呈片状或条索样排列,也可单个散在浸润于肌壁间,将平滑肌纤维冲断,但平滑肌无坏死性改变,瘤细胞亲血管性明显,常浸润血管壁,甚至取代血管壁,但血管仍保持完整轮廓。在瘤组织中可有纤维素样物质沉积。若瘤细胞丰富、胞质透明、核分裂象＞5/10HP,且肿瘤内有大片出血坏死,常提示高危。因细胞分泌低水平的 HCG 和 HPL,故免疫组化证实瘤细胞内含有 HPL、HCG,少数阴性,典型病例 HPL 阳性更明显,提示 HPL 是胎盘部位滋养细胞肿瘤更敏感的肿瘤标志,对诊断及鉴别均有意义。

【PSTT 的诊断和鉴别诊断】

由于 PSTT 的临床表现各异,并且缺乏特异性,因此,该病的诊断通常较为困难,其诊断需要结合血清学、病理学、免疫组化染色及影像学检查等综合判断。一般根据病理学检查确诊,由于刮宫标本取材表浅,诊断的准确率较低。在宫腔镜下进行活检,取包括子宫肌层的组织,可提高诊断准确率,但确诊主要是通过子宫切除标本。

PSTT 与其他类型滋养细胞肿瘤有几点不同:①为单一类型中间型滋养细胞,无绒毛,缺乏典型的细胞滋养细胞和合体滋养细胞;②PSTT 病灶以坏死性病变为主,而其他类型则以出血性病变为主,这可能与 PSTT 的血管受累程度不如其他类型明显有关;③PSTT 是由中间型滋养细胞组成,仅能分泌少量的 HCG,因而其血清 HCG 水平通常也较低。PSTT 患者的血清 HPL 的水平一般不高,因此,HPL 并非其理想的血清肿瘤标志物,但 HPL 免疫组化染色是 PSTT 较好的鉴别诊断方法,并且有助于确定其预后。北京协和医院的资料显示,所有接受手术治疗的 PSTT 患者的病理切片行 HPL 免疫组化染色,结果均为阳性或强阳性。可见,组织病理学检查配合适当的免疫组化染色是有效的确诊手段。

除了血清学指标和病理学检查,影像学检查在 PSTT 的诊断中也有一定的价值。虽然超声检查常常会将子宫的病灶误诊为其他疾病,如子宫黏膜下肌瘤、不全流产等,但是,超声诊断仍然是最常见的初步诊断 PSTT 的影像学方法,同时也能在一定程度上预测疾病的侵袭和复发。血管造影术无法区分 PSTT 和其他类型的滋养细胞肿瘤,但在疾病及其并发症的处理上有一定意义。MRI 在评估子宫外肿瘤的播散、肿瘤的血供以及分期上具有举足轻重的作用。在 MRI 的 T1 加权像上,PSTT 病灶表现为和健康子宫肌层等强度的团块,在 T2 加权像上则表现为轻微的高强度信号,没有相关的囊性区域或明显的血管。尽管 MRI 所见缺乏特异性,但病变在核磁图像上的精确定位使得子宫病灶剔除术成为可能,患者可以免受子宫切除术而保留生育功能。可见,MRI 在 PSTT 患者中应用的意义不是确定诊断,而在于为保守治疗提供依据。PET 和 CT 在复发和转移性 PSTT 中也有一定的作用,并且 PET 还有助于 PSTT 胸部转移病灶和肺结核病灶的鉴别。

PSTT需要与绒癌、胎盘部位过度反应(EPS)、上皮样滋养细胞肿瘤(ETT)和胎盘部位结节或斑块(PSN)等疾病进行鉴别。

【临床分期】

采用FIGO分期中的解剖学分期。

Ⅰ期:病变局限于子宫。

Ⅱ期:病变扩散,仍局限于生殖器官(附件、阴道、阔韧带)。

Ⅲ期:病变转移至肺,有/无生殖系统病变。

Ⅳ期:所有其他转移。

【治疗】

由于对化疗不甚敏感,因此,长期以来手术一直是治疗的主要手段,甚至有患者仅接受手术治疗就能达到完全缓解。对于不适合手术治疗的患者,化疗也有一定作用。对这种罕见疾病,应强调综合治疗的价值。对有生育要求且无不良预后指标者,可行多次刮宫治疗,清除全部病灶后,给予化疗。

1.手术

(1)保留生育功能的手术:若患者有生育要求,病变局限在子宫,尤其是突向宫腔的息肉型,如无高危因素,经反复刮宫血HCG可降到正常范围以下,且患者能密切随访,可行刮宫保留子宫。如血HCG不能迅速下降,则切除子宫。因各项预后指标的意义并非十分肯定,且PSTT的细胞分化行为难以预测,故应慎重选择。还可采用在影像学辅助下了解肿瘤大小、部位、浸润程度,进行定位对局部病灶进行剔除术,保留生育功能。

(2)肿瘤细胞减灭术:原则切除所有病灶,因病变多局限在子宫,大部分行经腹的全子宫切除术和(或)单侧的输卵管卵巢切除,术中肉眼观察若卵巢正常可保留。尽管有淋巴结受累和跳跃转移灶的报道,是否需要切除盆腔和腹主动脉淋巴结,目前尚有争议。如有手术可能,盆外病灶应予切除。

2.化疗

与其他滋养细胞肿瘤相比,PSTT对化疗相对不敏感,对低危患者行化疗无显著意义,复发和转移者化疗效果也较差。PSTT一旦发生转移,会对化疗不敏感而预后不佳。实践证明单药化疗或适于低、中危滋养细胞疾病的联合化疗方案对PSTT难以奏效。目前不仅对有原发远隔病灶、残余病灶或疾病进展以及有复发危险因素的患者需进行积极联合化疗,对病变局限在子宫、有生育要求的保守治疗及子宫切除后的化疗有了高层次的重新认识。

EMA/CO(足叶乙苷,甲氨蝶呤,放线菌素D/环磷酰胺,长春新碱)化疗方案作为高危妊娠滋养细胞肿瘤的一线化疗方案,用于转移性PSTT的总反应率为71%～75%,完全缓解率为28%～38%。

EMA/EP(足叶乙甙,顺铂/足叶乙甙,氨甲蝶呤,放线菌素D)方案治疗转移性PSTT的结果表明,其疗效比应用EMA/CO方案有明显改善,但存在中毒反应,血液系统毒性可达3～4级;68%的病例出现白细胞下降,40%的病例血小板减少,21%的病例血红蛋白下降。一家国际GTD治疗中心推荐将EMA/EP作为一线化疗方案用于治疗有远处病灶的PSTT。也有对FIGO Ⅰ期患者、潜伏期大于2年、瘤细胞呈高有丝分裂相的患者直接用EMA/EP方案疗效较好的报道。

其他二线方案还有 BEP、VIP。

另有报道对 PSTT 采用大剂量化疗(卡铂、足叶乙甙)辅以自体外周造血干细胞移植(PB-SCT),但只显示短暂的反应。并可使用生长因子,如 G-CSF(粒细胞集落刺激因子)。也有学者提出,对有肺转移或其他高危因素的病例,应进行预防性鞘内注射,防止发生中枢神经系统转移,其意义尚无定论。在化疗期间经阴道彩色多普勒超声检查可监视患者状况,检查残留癌灶,并有利于增加 PSTT 诊断的可靠性。

3.放射治疗

一般认为 PSTT 对放疗不敏感,但有病例报道曾用于膀胱和腹主动脉旁淋巴结转移的治疗,脑转移虽为预后差的征象,但仍可考虑行鞘内注射和射线等方法。放疗可对局部复发病灶及耐药残余病灶症状有一定控制作用。

【预后】

预后与分期有关。FIGO 分期Ⅰ～Ⅱ期,子宫切除术后预后很好,Ⅲ～Ⅳ期只有 30% 的生存率。

有研究提示,患者年龄大于 35 岁、末次妊娠到诊断本病的时间大于 2 年、血 HCG 数值大于 1000IU/ml、肌层浸润深度大于 1/3、广泛的凝固性坏死、镜下见胞质透明的瘤细胞、核分裂大于 6 个/10HP 及较高肿瘤级别、肿瘤分期可能是评价预后的指标。

【随访】

治疗后应随访。随访内容与妊娠滋养细胞肿瘤相似,但由于缺乏敏感的肿瘤标志物,临床表现和影像学检查更有参考价值。

第四章　盆腔痛和痛经

盆腔痛是临床医生所面临的最具有挑战性的症状。急性、周期性和慢性盆腔痛的问题占妇科症状的一大部分。妇科盆腔痛的病因多种多样,且常常因为类似于或同时合并有胃肠道、泌尿系统、肌肉骨骼及心理因素的症状而变得更加复杂。

第一节　定义

急性疼痛

性质剧烈,以起病急、进展快和病程短为特点。周期性疼痛是与月经周期明确相关的疼痛。痛经或经期痛是最常见的周期性疼痛,根据解剖病理改变的不同分为原发性和继发性。慢性盆腔痛被定义为持续时间超过 6 个月的疼痛,局限于盆腔,且疼痛严重到引起功能失调或需要医疗干预。急性疼痛常伴有复杂的自主神经反射症状,如恶心、呕吐、出汗、恐惧感等,慢性盆腔痛不伴有明显的自主神经反射症状。另外,急性盆腔痛常伴有发热、白细胞增多等炎症或感染的体征,这些体征也不出现在慢性盆腔痛。急性盆腔痛的病理生理主要是由感染、缺血或化学刺激产生的高浓度炎性介质所引起。相反,慢性盆腔痛的起因常不明显。另外,慢性盆腔痛以生理、情绪和行为反应为特点,与急性盆腔痛不同。急性盆腔痛如果治疗不足或反复发作,会产生慢性神经炎的环境,通过神经痉挛导致痛觉过敏和感觉异常,并最终导致慢性盆腔痛。

第二节　急性疼痛

评价疼痛的特点有利于鉴别诊断。突发的疼痛常提示空腔脏器穿孔或缺血。绞痛或严重的痉挛性疼痛常由肌肉收缩或空腔脏器梗阻引起,而全腹痛是腹腔内存在的血液、脓汁或卵巢囊肿的内容液等刺激性液体引起的广泛反应。

内脏器官对疼痛相对不敏感。最初的内脏痛是由自主神经反射产生模糊的、深在的和定位不准确的痛。而一旦疼痛局限于某一部位,则称为牵涉痛。牵涉痛发生在支配受累脏器的同一脊髓节段发出的神经分支或皮肤支配区。牵涉痛的位置有利于判断原发疾病发生的部位。

一、评估

评估急性盆腔痛时,早期诊断非常关键,因为延迟诊断会增加发病率和死亡率。正确诊断的关键是获得准确的病史。应确定末次月经及既往月经的日期和特点,以及是否有异常出血或分泌物。月经史、性生活及避孕史、性传播性疾病及既往妇科疾病史都很重要。应获得有关疼痛的病史,包括疼痛是如何发生以及何时发生的、有无胃肠道症状(例如:厌食、恶心、呕吐、便秘、顽固性便秘、胃肠胀气等)、有无泌尿系症状(例如:尿急、尿频、血尿或尿痛等),以及感染的征象(发热、寒战等)。还应询问患者治疗史以及既往手术史。

二、生殖道

(一)异常妊娠

异位妊娠定义为胚胎着床在子宫腔以外的地方。异位妊娠的诊断和治疗将在第 18 章中进行讨论。

1.症状

胚胎着床在输卵管后,只有在卵管发生急性扩张时才会产生疼痛。如果输卵管发生破裂,局限性腹痛会暂时缓解,并随着腹腔内出血的发展被全盆腔和全腹腔的疼痛所替代。停经、出血和腹痛组成了经典的三联症状。直肠子宫陷凹的包块可产生排便急迫感。右肩部牵涉痛常在腹腔内积血跨过右侧结肠沟刺激膈肌时产生(C3～C5 支配)。

2.体征

腹部检查通常会发现一侧或者两侧下腹部的压痛和肌卫。随着腹腔积血的发展,将出现明显的全腹膨胀和反跳痛,肠鸣音常减弱。盆腔检查通常会发现轻度宫颈举痛。附件区压痛通常在异位妊娠的一侧更为明显。

(二)卵巢囊肿渗漏或破裂

功能性囊肿(卵泡或黄体)是最常见的囊肿,比良性或恶性肿瘤更容易发生破裂。排卵时卵巢的卵泡破裂产生的疼痛称为经间痛。少量血液渗漏入腹腔,以及高浓度的卵泡液中的前列腺素可引起这种经间期的盆腔疼痛。但这种疼痛为轻中度且为自限性,如果凝血功能正常,不会发生盆腔积血。月经周期的黄体期可能会形成出血性黄体囊肿,黄体破裂将产生少量腹腔内出血或者大量出血造成严重失血和腹腔积血。

囊性畸胎瘤(皮样囊肿)或囊腺瘤是最常见的卵巢非恶性肿瘤,和炎性卵巢肿块一样,也可发生渗漏或破裂。发现有皮样囊肿或子宫内膜异位囊肿而未接受手术治疗并不少见。如果囊肿破裂导致腹腔积血(黄体破裂)或化学性腹膜炎(子宫内膜异位囊肿 t 良性囊性畸胎瘤)则有手术探查的指征,这些情况可能会影响将来的生育力。

1.症状

如卵巢囊肿未发生扭转、快速膨胀、感染或渗漏,就不会引起急性疼痛。黄体囊肿是最常见的能够发生破裂并引起腹腔积血的囊肿。黄体囊肿破裂的症状与异位妊娠破裂的症状类似。疼痛通常突然发生,逐渐变为全腹痛,有时随着腹腔积血的进展会出现眩晕或晕厥。子宫内膜异位囊肿或良性囊性畸胎瘤破裂的症状与之类似;但由于失血少,不会出现眩晕或低血容量的征象。

2.体征

只有出现腹腔积血时才会发生低血容量。最重要的体征是明显的腹部压痛,常因腹膜刺激而伴有反跳痛。腹部可呈中度膨胀伴肠鸣音减弱。如果囊肿发生渗漏而未完全破裂,盆腔检查常可触及肿块。发热和白细胞升高少见。只有存在活动出血时血球压积才下降。

3.诊断

可通过妊娠试验、全血细胞计数、超声和后穹隆穿刺等检查来确定囊肿破裂的诊断。如果没有不能站立且外周红细胞压积相对正常,则后穹隆穿刺液的压积≤16%常提示少量血液漏入腹腔而不是腹腔积血。

4.治疗

不能站立、贫血、或后穹隆穿刺液的压积＞16%表明腹腔内有积血-需要腹腔镜或开腹手术治疗。后穹隆穿刺对确定腹膜炎的原因非常有帮助:鲜血提示为黄体破裂;巧克力样陈旧血提示为子宫内膜异位囊肿;油脂样液体提示为良性畸胎瘤;脓液提示为盆腔炎性疾病(PID)或卵管-卵巢脓肿。没有不能站立或者贫血、直肠子宫陷凹仅有少量血液(后穹隆穿刺液的压积≤16%)的患者可在医院里观察,无需手术干预,甚至在观察一段时间后可从急诊室出院回家。

(三)附件扭转

卵巢的血管蒂、输卵管、卵管旁囊肿发生扭转,或少见的情况下单纯输卵管扭转会导致缺血和迅速发作的急性盆腔痛。良性囊性畸胎瘤是最易发生扭转的肿瘤。卵巢癌和炎症包块由于存在粘连而很少发生扭转。尽管多囊卵巢可发生扭转,但正常卵管和卵巢则很少发生扭转。

1.症状

扭转产生的疼痛可以是严重的、持续的疼痛,如果是部分扭转且间断还纳,疼痛可以是间断的。扭转的发生及腹痛症状通常在站立、活动或性交时出现。通常会伴有自主神经反射的症状(恶心、呕吐、恐惧等)。

2.体征

检查时发现腹部压痛明显,下腹部可出现局限性反跳痛。最重要的体征是可扪及增大的盆腔包块。梗死可伴有轻度的体温上升和白细胞增多。任何有急性腹痛且有一侧附包块的女性患者都应考虑附件扭转的诊断。

3.诊断

扭转使受累附件的淋巴和静脉回流受到阻断;因而包块的体积迅速增大,查体时可扪及,超声也能看到。超声检查可以确定包块的存在。

4.处理

附件扭转必须手术治疗。如果组织未梗死,可将扭转的附件还纳,行囊肿剔除术。以往认为如已发生坏死,应切除卵巢。目前有证据认为即使是外观已坏死的卵巢,保留附件也可保留卵巢的激素和生育功能。根据包块的大小,手术可采用腹腔镜或者开腹的方法。

(四)急性输卵管-卵巢炎

急性输卵管-卵巢炎和盆腔炎的治疗将在第16章讨论。

1.症状

淋球菌性盆腔炎表现为急性发作的盆腔痛,活动后加剧,阴道分泌物为脓性,有时伴有恶心和呕吐。疼痛通常在月经期出现,此时病原体容易逆行至上生殖道。衣原体性输卵管-卵巢炎症状较为隐匿,易与肠激惹综合征的症状相混淆。

2.体征

触诊检查时通常会发现腹部压痛和反跳痛。急性输卵管-卵巢炎最重要的体征是宫颈摆痛和双附件区压痛。急性疼痛可能使盆腔评估变得困难,但急性输卵管-卵巢炎缺乏明确包块,可与卵管-卵巢脓肿或扭转进行鉴别。通常会出现白细胞增多,或至少有血沉升高,后者是提示炎症的非特异性、然而非常敏感的指标。

3.诊断

盆腔痛的其他病因,包括阑尾炎可被误诊为盆腔炎。腹腔镜可用于诊断输卵管炎和排除引起盆腔痛的其他原因;但它不能被用于诊断内膜炎,后者通常依赖临床表现进行诊断。

(五)卵巢卵管脓肿

卵巢卵管脓肿是急性输卵管炎的后遗症,通常为双侧,但也可形成单侧脓肿。其症状和体征类似于急性输卵管炎,但患者就诊前疼痛和发热可持续一周以上。卵巢卵管脓肿破裂可危及生命,需要急诊手术处理,因为革兰阴性内毒素可很快诱发休克。

1.体征

卵巢卵管脓肿可通过双合诊触及,表现为很结实的、压痛明显的双侧固定性包块。在直肠窝也可扪及或"触到"脓肿。

2.诊断

卵巢卵管脓肿的临床诊断可通过超声检查得到证实。单侧附件包块的鉴别诊断除了卵巢卵管脓肿还包括附件扭转、子宫内膜异位囊肿、卵巢囊肿破裂以及阑尾周围脓肿和憩室脓肿。

3.处理

卵巢卵管脓肿破裂可快速引起弥漫性腹膜炎,表现为心率上升和全腹反跳痛。如果病情进展,将出现低血压和少尿,必须开腹探查切除已感染的组织。

(六)子宫平滑肌瘤

子宫平滑肌瘤是来自子宫平滑肌组织的肿瘤。当肌瘤位于肌壁间、宫底,或当肌瘤压迫附近的膀胱、直肠或支持子宫的韧带时,可能会出现不适,但平滑肌瘤所致的急性盆腔痛很少见。常被认为是性交痛、痛经或非周期性盆腔痛。最近的研究表明肌瘤更可能引起性交痛和非周期性盆腔痛,而不是痛经。同一研究未发现肌瘤的体积和数量增加会加重疼痛。

如果肌瘤发生变性或扭转,可出现急性盆腔痛。肌瘤变性是由于血供不足,通常与妊娠期间肌瘤的快速生长有关。而在非妊娠女性,肌瘤变性经常被误诊,与亚急性输卵管卵巢炎相混淆。带蒂的浆膜下平滑肌瘤可发生扭转和缺血坏死,所引起的疼痛与附件扭转的疼痛类似。如果粘膜下肌瘤带蒂,子宫为排出异物而有用力收缩,产生的疼痛与分娩类似。疼痛常伴有出血。

1.体征

腹部检查会发现一个或多个来自子宫的不规则实性包块。如发生变性,炎症会导致触诊时的腹部压痛和局限性反跳痛。也可能出现体温升高和白细胞增多。

2.诊断和处理

超声有助于区分偏心性包块来自于附件还是子宫。但如果伴有发热,排除输卵管卵巢脓肿非常重要。肌瘤变性的治疗包括观察和止痛。一个带蒂的扭转的浆膜下平滑肌瘤很容易经腹腔镜切除。伴有疼痛和出血的粘膜下肌瘤应经宫颈切除.必要时可在宫腔镜指引下进行。

(七)子宫内膜异位症

患有子宫内膜异位症的女性常有痛经、性交痛和大便痛。常有黄体期出血或不孕的历史。子宫内膜异位症引起的急性疼痛通常发生在月经前或月经期;非月经期如果发生急性全腹痛,应考虑子宫内膜异位囊肿(巧克力囊肿)破裂。

诊断

通常有下腹部压痛,而无腹胀或反跳痛。盆腔检查常发现子宫固定、后倾,宫骶区有触痛结节或子宫直肠窝组织增厚。若有盆腔包块,通常固定在阔韧带或子宫直肠窝内。对已经明确诊断为子宫内膜异位症或近期接受过手术治疗的患者,可用卵巢激素抑制法(假绝经疗法)进行治疗,并证实目前的疼痛和子宫内膜异位症的关系。

三、胃肠道疾病

(一)阑尾炎

女性急性盆腔痛最常见的肠道原因是阑尾炎。在美国,人一生中发生阑尾炎的几率为7%,是急诊腹部手术最常见的原因。阑尾炎的症状和体征可与急性盆腔炎类似。阑尾炎的最初症状是典型的弥漫性腹痛,尤其是脐周痛,然后是厌食、恶心和呕吐。疼痛通常会在几个小时内转移到右下腹。发热、寒战、呕吐和便秘会确定诊断。但经常缺乏这些典型症状。不典型腹痛发生在后位阑尾或阑尾位于真骨盆内(人群中的发生率为15%)。这种情况下可能出现里急后重和弥漫性耻骨上疼痛。阑尾炎的患者比输卵管卵巢炎更容易出现明显的、持久的胃肠道症状。

1.体征

触诊时常可引出右下腹局部压痛(McBurney 压痛点);但在临床评估时常会发现压痛点左移。出现严重的广泛的肌卫、腹部强直、反跳痛、右侧包块或直肠检查时有压痛、腰大肌征阳性(用力屈臀部或被动伸展臀部时出现疼痛)及闭孔体征(屈曲的大腿被动内旋时出现的疼痛)提示有阑尾炎。可出现低热,但体温也可以正常。典型的阑尾穿孔可出现高热。盆腔检查时通常没有宫颈举痛或双侧附件压痛,但可以有右侧附件压痛。

2.诊断

许多急性阑尾炎患者白细胞总数正常;但分类常发生左移。盆腔器官的超声检查通常是正常的,但是在超声或CT扫描时可能有阑尾异常。泛影葡胺钡灌肠或CT发现阑尾充盈正常可排除阑尾炎。诊断性腹腔镜检查有助于排除其他盆腔来源的疾病;但有时很难充分观察阑尾并排除早期阑尾炎症。

3.处理

术前初步治疗包括静脉输液、严格禁食水和应用抗生素,然后行腹腔镜或剖腹探查术。剖腹探查假阳性率为20%,是可以接受的方法,比冒着风险继续观察最终出现破裂和腹膜炎的结果要好。阑尾破裂不仅有生命危险,而且对育龄妇女可产生严重影响生育的后遗症。

(二)急性憩室炎

急性憩室炎的发生部位在憩室或结肠向外突的肠壁中,常累及乙状结肠。常发生于绝经后妇女,但也可以见于30~40岁的妇女。

1.症状

憩室炎通常没有症状,但在长时间的肠道刺激症状(腹胀、便秘和腹泻)后也可出现严重的左下腹疼痛。憩室炎与阑尾炎相比不太可能导致穿孔和腹膜炎。发热、寒战和便秘是其典型的表现,厌食和呕吐少见。

2.体征

腹部检查会发现腹胀、伴左下腹压痛和局部反跳痛。腹部和盆腔检查时可在左下腹发现一个活动性差、柔软的炎性包块。肠鸣音减弱,但无腹膜炎征。通常伴有白细胞增高。

3.诊断与处理

除病史和体格检查外,计算机体层成像是一种有效的辅助诊断方法。它可发现一段膨胀的水肿的肠管,而且可以排除脓肿。钡灌肠是禁忌证。憩室炎的初步治疗采用静脉输液、严格禁食水、静脉输用广谱抗生素等保守治疗。憩室脓肿、梗阻、出现瘘或穿孔则需要手术干预。

（三）肠梗阻

女性肠梗阻最常见的原因是术后粘连、疝形成、肠道炎症以及肠道或卵巢的癌症。

1.症状

肠梗阻以腹部绞痛起病,随后出现腹胀、呕吐、便秘和停止排便。高位梗阻和急性肠梗阻在早期出现呕吐,而结肠梗阻时主要表现为腹胀和顽固性便秘 o 呕吐物最初为胃内容物,随后是胆汁,根据梗阻的水平的不同,也可出现粪臭味的物质。

2.体征

肠梗阻时腹胀明显。发生机械性肠梗阻时,肠鸣音高亢,在绞痛发作时肠鸣音达到最高。随着肠梗阻的继续发展,肠鸣音逐渐减弱,当肠鸣音消失时提示有肠道缺血。晚期常出现白细胞计数升高和发热。

3.诊断和处理

立位腹部 X 线检查显示特征性的气型、胀大的肠袢和气液平,有助于判断是部分性还是完全性肠梗阻(后者结肠无积气)。完全性肠梗阻需要手术治疗,而部分性肠梗阻可通过静脉补液和胃肠减压来治疗。在可能情况下,应明确并治疗梗阻的原因。

四、泌尿道

输尿管结石引起的输尿管绞痛是由管腔内压力增加及其有关的炎症引起的。可产生急性疼痛的泌尿道感染包括膀胱炎和肾盂肾炎。导致泌尿道感染最常见的微生物是大肠杆菌、克雷伯菌和假单胞菌。

1.症状和体征

典型的结石痛是非常剧烈的痉挛性疼痛,可从肋椎角放射至腹股沟。常伴有血尿。膀胱炎表现为耻骨上钝痛、尿频、尿急、尿痛和间歇血尿。尿道炎可继发于衣原体感染或淋病,且症状与膀胱炎相似,所以必须排除这两种感染。肾盂肾炎可引起侧腹部和肋椎角疼痛,偶尔有侧下腹部疼痛。结石或肾盂肾炎时肋椎角会产生压痛。没有腹膜体征。膀胱炎可有耻骨上压痛。

2.诊断

尿液分析发现红细胞,以及超声或 CT 尿路造影或静脉肾盂造影(CT 不能发现尿酸结石)

发现结石轮廓可以诊断结石。尿液分析发现细菌和白细胞(每高倍视野>10个)可诊断泌尿道感染-可通过尿培养证实诊断。

3.处理

期待疗法包括静脉输液或口服补液以及止痛。肾结石也可选择碎石或手术取石等手术治疗。患肾盂肾炎的非妊娠期女性(和白细胞计数正常的妊娠期女性),以及所有的女性膀胱炎患者都可以在门诊治疗。非妊娠期女性可采用氟化喹林酮类或甲氧苄啶/磺胺甲口恶唑治疗,14天为一疗程(有人推荐在患者出院口服药物治疗前采用三代头孢菌素单次静脉注射)。追随尿培养的敏感性结果并据此治疗非常重要。如果症状不改善,或存在HIV、静脉使用/滥用抗生素、糖尿病、妊娠、长期使用激素等免疫抑制的情况,患者应入院给予静脉抗生素治疗。

如果肾盂肾炎存在特征性血尿伴无菌性脓尿,抗生素治疗无效,应除外结核。

五、急性盆腔痛的诊断方法

所有出现急性盆腔痛的育龄妇女都应做全血计数及分类、ESR、尿液分析及尿妊娠定性试验或血清妊娠试验。血沉无特异性,但是它可能是亚急性PID患者惟一异常的实验室结果。其他辅助检查包括盆腔超声和后穹隆穿刺,如果穿刺出血性液体则需测血球压积;如果为脓性液体,则需送培养并行革兰染色。如果直肠子宫陷凹有包块,就不能做后穹隆穿刺。如果由于患者肥胖和肌卫的原因,检查结果不明确或无法解释,盆腔超声有助于排除异位妊娠及评估附件情况。以胃肠道症状为主时,行腹部X线检查及上或下胃肠道造影检查有助于排除胃肠道疾病。CT扫描有助于评估腹膜后包块或与胃肠道有关的脓肿。

诊断性腹腔镜用于诊断不明原因的急腹痛,明确不明附件包块的性质,或确定究竟是宫内孕还是宫外孕(如果超声结果为阴性或不确定)。如果临床疑诊输卵管卵巢炎,诊断性腹腔镜可证实诊断。对大的盆腔包块(>12cm)做诊断性腹腔镜手术时,观察往往受阻;而腹膜炎、严重的肠梗阻是诊断性腹腔镜的相对禁忌。这些情况下应首选剖腹探查术。

周期性疼痛:原发性与继发性痛经

痛经是影响50%以上有月经女性的常见妇科疾病。原发性痛经指不伴有盆腔疾病的月经期痛。继发性痛经是指与潜在病理有关的月经期痛。原发性痛经通常在月经初潮后1~2年内排卵周期开始建立的时候出现。原发性痛经主要影响年轻女性,但可持续到40多岁。继发痛经在月经初潮多年后出现,且可以发生在无排卵周期中。

一、原发性痛经

原发性痛经的原因是子宫内膜内产生的前列腺素升高。分泌期子宫内膜的前列腺素浓度要高于增殖期子宫内膜。黄体晚期孕激素水平的下降激发溶解酶活性,导致磷脂释放,并伴有花生四烯酸的生成及环氧合酶途径的激活。原发性痛经女性的前列腺素合成增加,导致子宫高张力,子宫收缩幅度大而引起痛经。有理论认为痛经的女性其环氧合酶和前列腺素合成酶的活性高。因此采用非甾体类抗炎药(NSAIDs)作为环氧合酶的抑制剂来进行治疗。以往发现痛经妇女的血管加压素浓度也很高。但最近的一项研究未发现血管加压素浓度增高,因而提出采用血管加压素抑制剂atosiban对痛经没有治疗作用。

1.症状

原发性痛经的疼痛通常在来月经前后几小时发生，可以持续48～72小时。这种疼痛与分娩时的疼痛相似，有耻骨上绞痛，可伴有腰骶部痛，疼痛可放射至大腿前侧，可伴有恶心、呕吐、腹泻甚至罕见的情况下发生晕厥。与化学性或感染性腹膜炎的腹痛不同，痛经的疼痛为绞痛，腹部按摩、按压或转变体位可缓解疼痛。

2.体征

在体格检查时，生命体征正常。耻骨上触诊时可有压痛。肠鸣音正常，无上腹部压痛及腹部反跳痛。在痛经发作时做双合诊检查常发现子宫有压痛；但无宫颈举痛和附件压痛。原发性痛经的盆腔器官是正常的。

3.诊断

诊断原发性痛经必须排除盆腔基础病变并明确疼痛为周期性。继发性痛经的鉴别诊断包括原发性痛经和非周期性盆腔痛。诊断原发性痛经是根据病史及盆腔检查正常。继发性痛经的诊断需要回顾疼痛的历史，并借助超声检查或腹腔镜和，或宫腔镜检查。在盆腔检查时，对子宫的大小、形状和活动性，附件组织的大小和有无压痛，宫骶韧带或直肠阴道隔有无结节或纤维化均应加以评估。宫颈分泌物检淋球菌和衣原体，并检查全血细胞计数及ESR有助于排除亚急性输卵管卵巢炎。如果未发现异常，可以初步诊断为原发性痛经。

4.治疗

前列腺素合成酶抑制剂和非甾体类抗炎药对治疗原发性痛经有效。前列腺素合成酶抑制剂应该在疼痛发作前或发作时服用，每6～8小时一次连续服用，以防止前列腺素副产物的合成。应该在经期的最初几天内服用。需治疗4～6个月以判断患者对治疗是否有反应。如果最初的治疗不成功，应尝试改变抑制剂的种类和剂量。胃肠道溃疡的患者或对阿司匹林超敏的支气管痉挛的患者禁用抑制剂。抑制剂的不良作用比较轻微，有恶心、消化不良、腹泻，偶有疲劳。

除了前列腺素，白细胞介素被发现能介导子宫内的炎症反应而导致痛经。对非甾体抗炎药治疗无效的痛经患者，白介素受体拮抗剂（通常被用来治疗哮喘）是潜在的治疗药物。

对口服避孕药无禁忌或希望避孕的原发性痛经患者可选择使用口服避孕药（如复合型口服避孕药，或单纯孕激素型，可周期或连续服用，可选择经皮，阴道环、注射制剂或宫内节育器的方式）。一项综述研究发现要比单独应用安慰剂有效，口服避孕药组因痛经而缺席工作或学习的时间减少。口服避孕药抑制排卵、减少子宫内膜的增殖，建立起与月经周期中的增殖早期相似的内分泌环境，此时的前列腺素水平最低。低前列腺素水平使子宫痉挛减少。如果口服避孕药治疗无效，每月可加用氢可酮或可待因2～3天；但加用镇痛药前，应对心理因素进行评估，并做诊断性腹腔镜排除器质性病变。

非药物性疼痛治疗，尤其是针灸或经皮电神经刺激（TENS）也可能有效。针灸被认为可兴奋受体或神经纤维，通过与色胺或内啡肽等介质的相互作用来阻断痛觉脉冲。有几项小样本研究发现针灸治疗痛经有效。TENS不直接影响宫缩，但改变了身体对痛觉信号的感受力。在一项TENS治疗原发性痛经的研究中，30%的患者痛经明显缓解，60%中度缓解，10%没有缓解。似乎TENS治疗对高频疼痛比低频疼痛有效。

另一种可以选择的方法是脊柱按摩。但在临床实验中未发现有效。其他较少使用的治疗原发性痛经的方法还有：经腹腔镜子宫神经切断，或骶前神经切除。

二、继发性痛经

继发性痛是与盆腔基础疾病有关的周期性经期痛，经常在初潮后数年发生，但其定义未提及发病年龄。继发性痛经的疼痛常在月经来潮前1~2周开始，持续至月经干净后数天。继发性痛经的机制有多种，迄今尚未完全阐明，大多数与前列腺素产生过多或者继发于宫颈阻塞、宫内包块或异物的子宫收缩过强有关。与原发性痛经相比，非类固醇抗炎药物和口服避孕药不太可能缓解继发性痛经的疼痛。继发性痛经最常见的原因是子宫内膜异位症，其次是腺肌病和宫内节育器。

（一）腺肌病

腺肌病被定义为子宫内膜组织存在于子宫肌层中，距离内膜基底层至少一个高倍视野，而子宫内膜异位症为子宫内膜以异位存在于腹腔中。腺肌病、子宫内膜异位症和子宫肌瘤常合并存在。尽管腺肌病偶尔在生育年龄的年轻女性也可见到，但有症状的腺肌病患者的平均年龄通常超过40岁。有研究认为产次增加可能会增加腺肌病的风险。

1.症状

腺肌病通常没有症状。与腺肌病有关的典型症状有月经过多或经期过长、性交痛、排便困难和痛经。痛经常在月经来潮前1周开始直到月经结束。

2.体征

子宫呈弥漫性增大，通常小于14cm，质地软有压痛，子宫的活动不受限，没有相关的附件疾病。

3.诊断

腺肌病是一个临床诊断，只能通过病理确诊。影像学检查尽管有帮助，可是却不具有决定性作用，影像学检查既增加费用，对诊断的准确性也没有提高，不建议常规使用。子宫弥漫性增大和妊娠试验为阴性的女性，继发性痛经可能由腺肌病引起；但只有在子宫切除时才能从病理学上确诊腺肌病。有一项研究发现，子宫切除术前临床诊断为腺肌病的，只有48%能得到证实。

4.治疗

腺肌病的治疗取决于患者的年龄及是否有生育要求。子宫切除术可保证缓解由腺肌病引起的继发性痛经，但应首先尝试保守方法。非甾体类抗炎药、口服避孕药和抑制月经用的孕激素也被发现对治疗继发性痛经有效果。治疗原则与子宫内膜异位症相同。

第三节　慢性盆腔痛

慢性盆腔痛仍然是一个笼统的涵盖很多病因的概括性诊断，包括子宫内膜异位症、神经卡压综合征等。在美国，12%~20%的女性患有各种慢性盆腔痛。

患慢性盆腔痛的妇女通常伴有焦虑和抑郁，可影响其婚姻、社会和职业生活。这些患者通常对传统的妇科和药物治疗效果反应不佳,并可能已经接受过一种或多种不成功的手术治疗。大约 12%～19% 的子宫切除原因是盆腔痛,妇科疼痛门诊就诊的患者有 30% 已经切除了子宫。因慢性盆腔痛而行腹腔镜手术的患者中有 60%～80% 没有腹腔内病变或与疼痛有关的异常。另外,疼痛反应与特定的腹腔内病变如子宫内膜异位症、粘连或静脉淤血的关系是不一致的。非妇科病因的疼痛如肠激惹综合征、间质性膀胱炎、腹壁或盆底肌筋膜综合征及神经病变也引起慢性盆腔痛常见原因,但经常被忽略。

最近的研究表明,神经系统的"可塑性"或信号处理的改变可能参与疼痛状态的维持。各种神经体液介质,如前列腺素、血管活性肠肽、P 物质和内啡肽能调节周围神经传递,也影响脊髓水平的神经传递。长期接触神经炎症因子可导致周围和中枢神经系统的适应性改变,导致感觉异常和过度敏感。脊髓不是周围神经系统和大脑间简单的连接通道,而是相当于"门控"的一个重要部位,如对神经刺激进行兴奋、抑制、集中和总和。疼痛感觉也受大脑内神经递质的调节,如去甲肾上腺素、色胺与 γ 氨基丁酸(GABA)、内源性内啡肽和非内啡肽痛觉系统。大脑不同区域对调节疼痛反应的感觉和运动成分也很重要。动物研究的证据表明,脊髓以上因子可以在背角水平相互作用以调节对来自盆腔内脏疼痛的感知。来自临近脏器传人的重叠信号可使人感受到牵涉痛,使得诊断疼痛的起源变得困难。疼痛的感觉和情绪成分受早期的经历、条件、恐惧、兴奋、抑郁和焦虑的影响。

一、对慢性盆腔痛的评估

患者第一次就诊时,医生应获得全面的疼痛史,了解每次疼痛的性质,如部位、放射、严重程度、加重或缓解因素;月经周期、压力、工作、运动、性交和性高潮对其的影响;疼痛出现前后的情况及疼痛引起的社会和工作损失。视觉模拟疼痛评分将"无痛"到"最严重的痛"用数字 0～10 来表示,有助于评估疼痛的严重程度,并能够对每次随诊时疼痛程度的改变进行对比。采用问卷的形式有助于更好地记录和描述病人的症状。女性身体轮廓图可帮助病人描述疼痛的位置和特点。

应该询问患者有关特殊病理情况下特定症状的情况:

(1)生殖器(异常阴道出血、分泌物、痛经、性交痛、不孕)。

(2)肠道(便秘、腹泻、肠胀气、便血及肠蠕动与疼痛及疼痛缓解的关系)。

(3)肌肉骨骼,神经病原性(创伤、运动时加重或体位改变)。

(4)泌尿系统(尿急、尿频、夜尿、尿痛、尿失禁、血尿)。

病史应包括既往妇科、内科和手术病史;药物服用;既往疼痛史;既往手术及病理报告。

急性症状的出现(发热、厌食、恶心、呕吐、严重腹泻、顽固性便秘、腹胀、未诊断的子宫出血妊娠或近期流产)提醒医生可能需要即刻治疗或手术干预。如果伴有体温升高、不能站立、腹膜体征、盆腔或腹部包块、全血细胞计数异常、生殖道或泌尿道细菌培养阳性或妊娠试验阳性,药物或手术干预尤为重要。

应进行全面的体格检查,尤其要注意腹部、腰骶部、外生殖器、阴道双合诊和三合诊的检查。检查应包括 Carnett 实验,即头抬高离开桌子或直腿抬高以评估腹部肌紧张的情况,以鉴别腹壁或内脏来源的疼痛。做此试验时会使腹壁的疼痛加剧,而内脏疼痛则会减轻。患者站立时,应检查有无腹部疝气(腹股沟疝和股骨疝)或盆腔疝(膀胱疝和肠疝)。应尽量通过触诊来确定产生疼痛的组织。如果发现疼痛的部位在腹壁,可通过局部麻醉阻断其疼痛进行盆腔检查。

九、心理学因素

疼痛史包括体现心理社会因素的心理学现病史和既往史;身体上、性或情感方面受虐待的既往或现病史,因精神疾病住院史、自杀企图和药物依赖史。许多研究表明,儿童时期全身及性虐待史尤其是慢性盆腔痛的高危因素。患者及其家庭对疼痛的态度、疼痛对患者及其家庭所导致的影响和当前患者生活所受影响均应加以评估。与敏感问题有关的病史可在与患者建立良好关系之后再次与其讨论。

正确评价可能影响疼痛感受和表达的各种因素非常重要。导致疼痛发生和维持疼痛存在的因素之间可能存在差异。无论疼痛的原因是什么,在疼痛持续一段时间后,很可能有其他因素在维持或导致疼痛。前面提到的全面体检应包括对心理因素的评估。疼痛常伴有焦虑和抑郁,需仔细评估和治疗。对于典型的妇科问题,如果让患者同时接受心理医生的评估可能会引起抵触情绪。应争取患者理解转诊的理由,疼痛可能由于心理因素引起,并明确告知这是必要和常规检查的一部分。

十、妇科原因

在因慢性盆腔痛而行腹腔镜手术的患者中,最常见的妇科疾病是子宫内膜异位症和粘连。应对其他妇科疾患,如良性或恶性卵巢肿瘤,大到足以累及支持韧带或其他组织的子宫平滑肌瘤、明显的盆腔松弛进行评估和适当的治疗,与这些基础疾病有关的疼痛通常并不严重,适当的手术治疗可以治愈。

(一)子宫内膜异位症

因慢性盆腔痛而做腹腔镜手术的患者中子宫内膜异位症可占 $15\%\sim40\%$。子宫内膜异位症产生轻度炎症反应,经过一段时间形成临近盆腔脏器之间的粘连。但疼痛的病因仍不明确。疾病的部位与疼痛的症状之间没有联系。疼痛的发生率和严重程度与子宫内膜异位症的期别之间也没有联系,如果不考虑分期,那么多达 $30\%\sim50\%$ 的患者没有疼痛症状。与此相似,$40\%\sim60\%$ 的患者在检查时没有压痛。但有研究表明累及直肠阴道隔以及肠道、子宫、和膀胱的深部浸润型子宫内膜异位症病变与疼痛密切相关。阴道和骶韧带的子宫内膜异位症与严重的性交痛有关。性交时除了牵拉粘连累及的盆腔结构可引起疼痛,压迫炎症组织和受累神经也可引起性交痛。

已发现轻度、低期别的出血性病灶(瘀斑)产生的前列腺素 E 和 $F_{2\alpha}$ 显著高于高期别子宫内膜异位症患者中常见的黑色病灶。因此前列腺素的产生可能是一些轻度病变患者疼痛严重的原因。

子宫内膜异位症通过在手术时识别特征性的病变来进行诊断。

(二)粘连

腹腔镜手术时发现的粘连通常与所述的盆腔痛的大致区域一致;但无论是特定粘连部位(附件、壁层腹膜、脏层腹膜或肠管)还是粘连的密度与疼痛症状的出现并不总是一致。不同研究者有关粘连分解的研究并未表明可长期显著降低疼痛评分,而另外的研究表明可改善疼痛但并不强于安慰剂组(未进行粘连松解的腹腔镜手术)。在一项粘连分解术的研究中发现,有焦虑、抑郁或多种躯体疾病的妇女及影响社会或职业者采用粘连分解术的治疗效果差。没有这些特点的妇女其疼痛症状有明显的改善。而在一项前瞻性研究中却发现,只有在粘连致密且累及肠道时,粘连松解手术后才会显著改善疼痛。

1.症状

存在粘连的患者的疼痛常表现为非周期性腹痛,性交或活动时加重,但是粘连没有特定的症状模式。粘连引起的慢性盆腔痛被认为由肠活动受限或肠胀气所导致。另外,累及肠道的致密粘连可引起部分性或完全性肠梗阻。

2.体征

必须仔细检查腹壁以排除肌筋膜或神经来源的疼痛。多数存在粘连的女性既往有手术史,可能存在腹壁结构的损伤而导致疼痛。有粘连的患者查体时常会发现盆腔器官活动度降低或附件增大。

3.诊断

如果其他躯体病因被排除,心理学评估结果为阴性,应做诊断性腹腔镜手术。显微腹腔镜手术的进展使"清醒疼痛定位"的新技术得到了发展,在局麻和清醒状况下,医生可以更好地确定与盆腔痛有关的粘连部位。在一项对 50 名妇女使用局部麻醉的观察性研究中发现,牵动阑尾和盆腔的粘连会引起盆腔痛。分解这些痛性粘连是否能够缓解疼痛需要进一步的研究。因此,目前为止,腹腔镜下疼痛定位与传统腹腔镜相比较未发现能提高结局。

4.治疗

目前尚不能确定粘连在盆腔痛发生中的作用,只有在做过彻底的多方面评估后,作为对压力、情绪和有关的行为反应等进行整体治疗的一部分才考虑粘连松解术。不建议反复做粘连分解术。

(三)盆腔淤血

1954 年,Taylor 认为精神压力可导致自主神经功能紊乱,表现为平滑肌痉挛以及卵巢和子宫的静脉淤血。对慢性盆腔痛妇女行子宫静脉造影时,通常会发现子宫和卵巢静脉的造影剂排泄延迟。考虑到妊娠期和产后的女性存在无症状性盆腔淤血,因此尚无法确定盆腔淤血在盆腔痛发病中的作用。参与介导交感传出神经引起的疼痛综合征的特殊神经递质目前尚不了解。

1.症状和体征

盆腔淤血多影响生育年龄的女性,典型的症状有下腹和背部疼痛、继发性痛经、性交痛、异常的子宫出血、慢性疲劳和肠激惹症状。疼痛通常开始于排卵期,持续至月经结束。子宫通常体积变大,卵巢常因有多个功能性囊肿而增大。子宫、宫旁和宫骶韧带有压痛。

2.诊断

子宫静脉造影是最基本的诊断方法,其他方法如盆腔超声、核磁共振和腹腔镜手术也可以发现静脉曲张。由于治疗的费用及可能存在的副作用,因此必须根据有关的症状而不是仅根据存在静脉曲张就做进一步的处理。

3.治疗

疑为盆腔淤血时,其治疗方法包括:无创性的激素抑制和认知-行为疼痛治疗,有创性的卵巢静脉栓塞或子宫和附件切除术。小剂量雌激素、孕激素为主的连续口服避孕药、大剂量的孕激素和 GnRH 类似物通常可缓解疼痛。对疑为盆腔淤血的妇女来讲，其最初的治疗是激素抑制。已发现每天服用醋酸甲地孕酮 30mg 有效。经皮导管栓塞可用于治疗对药物和激素治疗没有反应的女性。同时，多学科治疗配合心理治疗、行为疼痛治疗或二者联合也很重要。有创性的经导管栓塞治疗选择性地进入卵巢静脉和髂内静脉，然后行静脉造影和栓塞。几项小规模的随诊有限的非对照研究报道的结果是经导管栓塞盆腔静脉可减轻疼痛。对没有生育要求的妇女来说，子宫切除，并且在可能的情况下进行卵巢切除是一个合理的选择。

（四）亚急性输卵管卵巢炎

输卵管卵巢炎患者通常表现为急性感染的症状和体征。不典型或治疗未彻底的感染可能没有发热或腹膜刺激征。亚急性或不典型的输卵管卵巢炎通常是衣原体或支原体感染的后遗症。腹部压痛、宫颈举痛和双侧附件压痛是盆腔感染的典型体征。

（五）卵巢残留综合征

在因严重子宫内膜异位症或 PID 而做过双侧附件切除术（无论子宫是否切除）的患者中，其慢性盆腔痛可能由卵巢残留综合征所引起。此综合征由卵巢切除术时因切除困难而残留在原位的卵巢皮质引起。残余卵巢组织包裹在粘连中，形成痛性囊肿。通常患者相继做了子宫和附件切除等多次盆腔手术。困难的经腹腔镜卵巢切除术也是高危因素。

重要的是不要将卵巢残留综合征与残余卵巢综合征相混淆，后者是由于子宫切除后留下了一个或两个完整的卵巢。如果发生了粘连并包绕卵巢，卵巢的周期性变化会导致疼痛，有时会形成压痛性包块。

1. 症状

患者常主诉一侧盆腔疼痛，常为周期性，在排卵或黄体期出现。疼痛性质为急剧的刺痛或非放射性的持续钝痛，可伴有生殖泌尿系统或胃肠道症状。症状常发生于卵巢切除术后的 2～5 年。一侧盆腔的压痛包块有助于确立诊断。患者也可主诉有深部性交痛，便秘或腰痛。

2. 诊断

超声通常能证实有卵巢特征的包块存在。服用一疗程 5～10 天的氯米芬，每天 100mg，刺激卵泡发育，可提高超声诊断的准确性。做过双侧附件切除但未采用激素替代治疗的患者，雌二醇和促卵泡激素（FSH）水平呈绝经前状态（FSH<40mIU/ml，雌二醇>30pg/ml），尽管有时残留的卵巢活性可能不足以抑制 FSH 水平。外阴和阴道检查发现患者处于持续的雌激素影响的状态，而缺乏潮红、夜汗、情绪改变等绝经症状。

3. 处理

使用丹那唑、大剂量孕激素或口服避孕药等药物治疗通常会有不同的结果。尽管长期使用 GnRH 激动剂不切合实际，但使用后患者的疼痛通常有所缓解。使用 GnRH 激动剂能达到疼痛缓解的患者在手术治疗后也获得缓解。腹腔镜检查通常不会有结果，因为卵巢肿块不易发现，粘连有碍于准确诊断。剖腹探查术非常必要，手术比较难做，常会导致膀胱损伤、肠损伤、术后小肠梗阻和血肿形成。术后病理检查常会发现卵巢组织的存在，有时伴有子宫内膜异位症、黄体或卵泡囊肿及纤维粘连。术前可服用氯米芬 7～10 天诱导卵泡形成，使卵巢组织更易找到。

十一、胃肠道原因

子宫、宫颈和附件与回肠下段、乙状结肠和直肠由相同的内脏神经支配,其痛觉信号经交感神经到达脊髓的 T10 至 L1 节段。因此,确定下腹痛究竟是妇科还是肠道来源通常比较困难。熟练的病史采集和体格检查对鉴别疼痛究竟是妇科原因还是胃肠道原因非常重要。另外,可通过适当的病史采集、查体、全血细胞计数、便培养,以及必要时行结肠粘膜检查来排除炎性肠病如克隆氏病,溃疡性结肠炎,感染性肠炎,肠道肿瘤,阑尾炎和疝气。

肠激惹综合征(IBS)是最常见的下腹痛原因之一,在因慢性盆腔痛而在妇科就诊的患者中可占到 60%。据估计,慢性盆腔痛的患者中有 35% 同时诊断为 IBS。因慢性盆腔痛而切除子宫的患者中,患有 IBS 的可能性增加 2 倍。IBS 的确切病因尚不清楚,但是与没有 IBS 的人相比,IBS 患者的肠腔扩张体积较小。这些患者也可能具有异常的痛觉传出模式。尽管痛觉过敏的原因尚不清楚,但内脏神经超敏或痛觉过敏已被认为是疼痛的原因。

1.症状

IBS 最显著的症状是腹痛。其他症状有腹胀、胀气、交替腹泻便秘、肠蠕动前疼痛加重、肠蠕动后疼痛减轻。胃肠道动力增加时(如高脂肪饮食、焦虑、抑郁和月经期)疼痛加重。疼痛通常为间歇性,偶尔为持续性痉挛样疼痛,最可能发生的部位是左下腹。根据主要症状的不同,IBS 的患者可分为下列三类:便秘为主、腹泻为主和疼痛为主(排便习惯改变)。Rome II 诊断标准(表 3-1)包括在腹部不适或疼痛的前 12 个月内至少 12 周(不一定是连续的)有以下特征中的 2 个:大便后缓解,疼痛的发生与大便频率的改变有关,或者疼痛的发生与大便性状的改变有关。

表 3-1　肠激惹综合征的 Rone II 诊断标准

在此前的 12 个月内,腹部不适或疼痛时间达到或超过 12 周(可以是不连续的),并具有以下三个特点中的两个:
1.排便后缓解;和/或
2.发病伴随着排便频率的改变;和/或
3.发病伴随着排便性状(外观)的改变

1.体征

体格检查时发现有触痛的乙状结肠,或手指插入直肠时有不适感,及直肠内发现硬的粪块,提示为 IBS。

2.诊断

IBS 的诊断通常根据病史和体格检查,尽管有帮助,但这些发现没有特异性,年轻女性尤其如此。在一项研究中发现 91% 的 IBS 患者有 2 个或 2 个以上的 IBS 症状(腹部膨胀、肠蠕动后缓解、疼痛发生时肠蠕动频率增加、大便次数增多),而有器质性疾病的患者 30% 也有 2 个或 2 个以上的上述症状。因此,需要做全血细胞计数、大便检查找白细胞和潜血以及乙状结肠镜或肠镜检查,或钡灌肠以除外器质性病变,尤其是年老的患者或者对初步治疗无反应的年轻患者。IBS 患者的这些检查结果均为正常。

3.治疗

目前,对 IBS 的药物治疗普遍效果不佳,且安慰剂反应率很高。治疗包括恢复患者信心、教育、减轻压力、大便体积增加剂,以及其他对症治疗,以及服用小剂量的三环类抗抑郁药。患者应消除饮食中的诱发因素,如含乳糖的食物、山梨醇、酒精、脂肪和果糖。含有咖啡因的产品也可引起腹胀、绞痛以及更频繁的肠蠕动。如果患者尝试改变这些生活方式后仍然有症状,可短期试用解痉药,如双环胺(dicyclomine)、hycoscyamlne。最后还可短期试验使用替加色罗(Tegaserod),它是一种 5-HT4 激动剂,已经美国 FDA 批准用于治疗 IBS。

推荐采用包括药物和心理治疗的多学科治疗模式。它涉及对疼痛的认知、情感和行为等方面。治疗可能会降低疼痛感知的强度并改变对疼痛意义的诠释。

十二、泌尿系统原因

慢性盆腔痛的泌尿系统起因可能与反复发作的膀胱尿道炎、尿道综合征、不明原因的感觉性尿急和间质性膀胱炎有关。经恰当的诊断性程序,可以很容易地排除浸润性膀胱肿瘤、输尿管梗阻、肾结石和子宫内膜异位症。

(一)尿道综合征

尿道综合征被定义为包括尿痛、尿频、尿急和耻骨上不适的一组复杂的症候群,常伴有性交痛,而尿道或膀胱无任何异常。尿道综合征的病因尚不清楚,可能与亚临床感染、尿道梗阻和精神性及过敏性因素有关。尿道综合征的症状实际上可能包含在间质性膀胱炎的初期症状中。

1.症状

尿频、尿急、耻骨弓上压迫感,也可看到其他一些症状,如膀胱或阴道疼痛、尿失禁、排空后尿胀感、性交困难及耻骨弓上疼痛。

2.体征

应该进行体格检查和神经系统检查。应记录肛门反射,表明 S2 到 S4 脊髓节段未中断。应对盆腔松弛、尿道肉阜、低雌激素状态等解剖学异常加以评估。还应检查是否有阴道炎。应仔细触诊尿道以检查是否有脓性分泌物。

3.诊断

将患者排出的或尿管导出的清洁尿标本做尿液分析及培养以排除尿路感染。有指征时,应做尿道和宫颈衣原体培养,并做阴道炎的湿片检查。如果尿液和尿道培养结果为阴性,评估未发现外阴阴道炎、未发现过敏引起的尿道接触性皮炎,就应考虑诊断尿道综合征。应排除解脲支原体、衣原体、念珠菌、滴虫、淋病和疱疹的可能性。应做膀胱镜检查以排除尿道憩室炎、间质性膀胱炎和癌。

4.治疗

已有多种治疗方式被建议用于治疗尿道综合征。对没有感染却存在无菌性脓尿的患者,采用多西环素或红霉素治疗 2～3 周有效。有尿急、尿频症状并有反复发作尿路感染史者,通常使用长期低剂量抗生素进行预防治疗。其中一些患者在尿液无感染的情况下症状持续存在,经过一段时间后发展为细菌性感染。建议所有的绝经后妇女应给予大约 2 个月的局部雌激素试验治疗。如果抗生素或雌激素治疗后症状无改善,可考虑尿道扩张。生物反馈技术治疗也有阳性结果。

（二）间质性膀胱炎

女性比男性更易患间质性膀胱炎，常发生于40～60岁。尽管普遍认为间质性膀胱炎是自身免疫性因素所致，但具体病因尚不清楚。

1.症状

包括严重的尿频和尿急、夜尿、尿痛，偶有血尿。耻骨弓上、盆腔、尿道、阴道或会阴疼痛常见，排空膀胱后症状可部分缓解。

2.体征

盆腔检查常发现阴道前壁和耻骨上压痛。尿液分析可能正常，也可能发现有微量血尿而无脓尿。

3.诊断

根据症状及特征性的膀胱镜检查结果确立诊断。使用盆腔痛和尿急、尿频症状评分以及膀胱内钾试验有助于早期诊断；但钾试验阳性是否就明确为间质性膀胱炎还是仅仅意味着膀胱痛觉过敏还有争议。使患者保持清醒状态下的膀胱镜检查可能仅发现膀胱高度敏感；而在麻醉状态下，由于膀胱可充分扩张，通过发现特征性的"血管球"（glomerulations）有可能发现粘膜下出血和粘膜撕裂，Hunner溃疡或斑片以及纤维化。尽管活检标本的组织学特点没有特异性，但通常可见到粘膜下水肿、血管扩张以及巨噬细胞、浆细胞及嗜酸性粒细胞浸润。

4.治疗

由于间质性膀胱炎的病因不明确，因此只能做经验性治疗。可以从改变饮食、舒缓压力和行为改变开始，如记录排尿日记和盆底肌肉锻炼。抗胆碱能药、解痉药和抗炎药等各种药物都被用于治疗间质性膀胱炎。采用三环抗抑郁药和戊聚糖多硫酸钠治疗也有效，因而这两种药物也已被允许用于治疗间质性膀胱炎。静压膀胱扩张可通过使膀胱逼尿肌缺血及减少膀胱壁的神经支配而暂时缓解病情，用肝素和利多卡因反复膀胱灌洗也有效。也有人采用生物反馈、经皮神经电刺激疗法（TENS）以及和行为治疗等方法获得了成功。

十二、神经和肌肉骨骼方面的病因

（一）神经卡压

腹部皮神经损伤或卡压可以自行发生，也可在耻骨上横切口或腹腔镜手术切开后的数周至数年内发生。髂腹股沟（T12～L1）或髂腹下神经（T12～L1）可能被卡压在腹横肌和腹内斜肌之间，肌肉收缩时尤其明显。另外，手术中神经还有可能被结扎或损伤。股神经损伤是妇科开腹手术时最常见的神经损伤之一，通常是由于一侧的深部牵开器的边缘压迫位于牵开器侧缘与侧盆壁之间的神经所导致。神经卡压症状包括锐痛、灼烧痛，以及受累神经支配的皮肤部位的疼痛或感觉异常。发生神经卡压时，屈髋、运动或行走通常会加重疼痛。休息或局部浸润麻醉可缓解疼痛。疼痛常被患者认为来自于腹部而不是皮肤。

1.体征

在检查时，疼痛通常可以用指尖定位。髂腹下或髂腹股沟生经损伤时，触痛最明显的位点通常在腹直肌的边缘、髂前上棘的内下侧。用3～5ml0.25%的布比卡因做诊断性神经阻滞可确定诊断。通常在注射后患者会感觉到症状立即得到了缓解，并且至少有50%的患者，其疼痛缓解可持续数小时以上甚至一、两周的时间。

2.处理

许多患者在神经阻滞注射后可能不需要进一步的干预。而有些患者需要每2周注射一次，共注射5次。如果注射只能有限地缓解疼痛，并且能够排除内脏神经或心理因素引起的疼痛，建议做冷冻神经分解术或手术切除受累的神经。治疗神经源性疼痛的药物如抗惊厥药或抗抑郁药物也可能会有效。

(二)肌筋膜疼痛

据记载，15%的慢性盆腔痛的患者有肌筋膜疼痛综合征。如果仔细检查-会发现患者有疼痛触发点，是位于一束紧张的骨骼肌或其筋膜之内的一个超敏区域。触发点由内脏或肌肉来源的病理性自主神经反射启动。压迫时产生疼痛。触发点的牵涉痛发生在皮神经支配区域，通常认为它是由与皮神经在脊髓具有同一个二级神经元的肌肉或深部结构的神经所引起的。患者可能会感觉到受累肌肉无力或者活动受限。其特征是在疼痛区域注射局麻药可使疼痛触发点消失。触发痛常出现在慢性盆腔痛患者中，而无论这些患者是否具有潜在盆腔疾病以及是哪种盆腔疾病。在一项研究中，89%的慢性盆腔痛患者有腹部、阴道或腰骶部的触发痛。如果没有原发的或继发的器质性疾病，那么从理论上讲许多因素可以使肌筋膜疼痛综合征变为慢性病，其中包括心理、激素和生物机制方面的因素。

纤维肌痛，是肌筋膜疼痛综合征的一种，由全身弥漫性疼痛、疲乏和睡眠障碍三联症组成。女性比男性多见。诊断此综合征，在腹部的四个分区必须都有疼痛触发点。此综合征被认为是由于中枢神经系统超敏导致患者对慢性疼痛的感觉异常所致。纤维肌痛综合征与慢性疲乏综合征关系密切，它是包括感染、自身免疫疾病或自主神经功能障碍等局部肌筋膜疾病的组合。治疗上包括教育、环境改变(均衡饮食、足够的睡眠时间和有利于睡眠的环境)、身体锻炼和伸展练习，以及关于缓解压力、对抗竞争等方面的咨询。药物治疗包括 NSAIDs、小剂量三环类抗抑郁药、选择性色胺摄取抑制剂，以及用于改善睡眠的苯二氮䓬类药物。

1.症状

腹壁痛通常在月经前会加重，对皮区触发点的刺激也可加重腹壁痛(如膀胱充盈、肠道充满内容物，或刺激任何与受累神经有共同皮区的器官)。

2.体征

检查时用手指尖压触发点会引起局部疼痛和牵涉痛。直腿抬高或仰卧抬头试验均可使腹直肌紧张，从而使疼痛加重。指尖或棉签划可引出特异性的跳跃性疼痛体征。电击觉(麻刺感)可确认正确的针刺位置。

3.治疗

按摩可缓解部分患者的疼痛，"肌筋膜放松"是一种特殊的特殊的按摩方式，可能有效缓解疼痛。另外，用足够的力量持续压迫触痛点会使受刺激的神经失活，把3ml0.25%的布比卡因注入触发点可以使疼痛缓解，缓解持续的时间比麻醉药作用的时间长。每周注射2次，如果注射4、5次后仍未获得长期缓解，应放弃治疗。针灸可能会有效。除了在疼痛触发点局部注射治疗，同时还应采取多学科的疼痛综合治疗，尤其是在患者有焦虑、抑郁、身体或性虐待史、性功能失调或者影响社会或工作时。

（三）下背痛综合征

女性患者仅有下背痛而没有盆腔痛时，疼痛的原因通常为非妇科病因素。但是下背痛可伴有妇科疾病。背痛可由妇科、血管、神经、精神性的或脊柱疾病（与中轴骨及其结构有关）引起。

1.症状

有下背痛综合征的妇女通常在创伤或身体劳累后出现疼痛，疼痛在早晨出现，可同时伴有疲乏。非妇科病因引起的下背痛也可能在经期加重。

2.体征

检查包括望诊、运动评估和触诊。脊柱的各个解剖结构都可能引起疼痛。肌肉、脊椎关节和椎间盘（包括腰骶关节、脊柱旁骶脊肌、骶髂关节）是脊柱痛常见的病因，因此应仔细检查。

3.诊断

患者在直立位、卧位和最大程度地屈曲坐位时进行诊断性影像学检查有助于确立诊断。ESR 升高提示其病因为炎症或肿瘤。

4.处理

除非确认为妇科病因导致的疼痛，否则在治疗背痛之前应咨询骨科或风湿病方面的专科医师。

十三、心理因素

从心理学方面来讲，许多因素可使疼痛变慢性，其中包括对疼痛的理解、焦虑、改变注意力的能力、个性、心情、经历以及可能会增强或减弱疼痛的因素再次出现。Minnesota 多相人格量表（MMPI）通过对有慢性盆腔痛的妇女的研究发现，"V"形会聚（疑病性神经症、歇斯底里和抑郁方面的评分升高）很普遍。对已知的疾病或可能的病因进行治疗改善了患者对疼痛严重程度的主观评估，活动能力增强，从而对人格产生积极影响。抑郁和疼痛之间存在密切的联系。一者可引起相似的行为表现，如行为或社交方面的退缩和活动减少。它们可能由相同的神经递质所介导，这些递质包括去甲肾上腺素、色胺、内啡肽等。抗抑郁药似乎既能缓解抑郁也能缓解疼痛。与表现为其他疼痛的妇女比较，慢性盆腔痛的妇女中在儿童时期遭受过身体虐待或性虐待的比例明显增高（52％ vs.12％）。在一项对慢性盆腔痛、非盆腔慢性疼痛（头痛）和无疼痛妇女的对比研究中也发现，慢性盆腔痛组的女性患者中遭受严重的性虐待（56％）和躯体虐待（50％）的发生率高。但另外一项关于慢性疼痛综合征与儿童时期遭受虐待关系的研究却发现儿童时期遭受严重性虐待与慢性盆腔痛没有直接关系，而儿童时期遭受身体虐待与慢性盆腔痛有关。儿童时期遭受严重性虐待与抑郁的发生有密切关系，而躯体暴力并不产生抑郁。个性和处事方式方面的个体差异也可能影响对疼痛的反应和疼痛的复发。儿童时期受虐待可能会导致心理脆弱而不适应压力和人际关系。

如果通过心理治疗干预教会患者自我调节，可减轻疼痛并提高功能。夸张疼痛是疼痛患者用于博取周围人同情或支持的一种方式。夸张疼痛，以及与疼痛有关的焦虑和恐惧会导致传播疼痛。

十四、慢性盆腔痛的治疗

（一）多学科治疗

对没有明显病变的患者以及有病变但病变在疼痛产生方面所起的作用不明确的患者-通

常选用综合治疗方案。这包括妇科医生、心理学医生和物理治疗医生的合作。

对于有慢性盆腔痛的女性,要给予治疗、支持和同情。应按照一定时间间隔规律随诊,而不是只要还有疼痛就返诊,因为后者会强化疼痛行为。应采用认知/行为方法教会患者特殊的疼痛控制技巧。采用各种方法来提高控制疼痛的机会。对有抑郁、性生活困难或既往心理创伤者应给予心理治疗。研究发现包括放松技巧、压力处置、性咨询和婚姻咨询、催眠和其他心理治疗方法等各种各样的办法都很重要。还发现心理治疗在帮助患者学习减轻压力和建立有效行为机制方面是价一效比很高的方法。针灸也有一定的治疗效果。适当时也可以采用宫骶神经、下腹下和下腹上神经、髂腹下神经、阴部神经或硬膜外神经阻滞。

关于疼痛的多学科治疗有各种各样的研究。回顾性的非对照的研究显示85%的治疗对象疼痛有所缓解。一项前瞻性随机研究的结果与此相近,明显优于传统的疼痛治疗,能够减轻症状、改善功能、提高生活质量。

(二)药物治疗

小剂量三环类抗抑郁药、抗惊厥药或选择性色胺,去甲肾上腺素摄取抑制剂等药物治疗结合认知行为治疗可减少患者对疼痛药物的依赖、增强活动能力、减少疼痛对女性总体生活的影响。有抑郁症的女性应给予适当剂量的抗抑郁药物治疗。小剂量三环类抗抑郁药或色胺/去甲肾上腺素摄取抑制剂(SNRls)可提高中枢去甲肾上腺素浓度,有助于疼痛的调节和缓解。只有一项小样本、随机、对照试验研究了选择性色胺摄取抑制剂对盆腔痛的作用。其短期随诊的结果在疼痛或功能评估上未显示出显著差异。

(三)手术治疗

1.腹腔镜

对非类固醇抗炎药或口服避孕药无反应的周期性疼痛并影响功能的妇女应做腹腔镜检查。诊断性腹腔镜手术是评估慢性非周期性疼痛的常规方法;但是只有在排除其他非妇科的躯体或内脏病因后才能做腹腔镜手术。诊断性腹腔镜手术过程中,怀疑为子宫内膜异位症的病变应切除做活检,如果怀疑有感染,应做培养。所有肉眼可见的子宫内膜异位病灶都应手术切除或予以电凝。宫骶韧带横断利于缓解痛经的患者的症状。宫骶韧带内有从子宫向下腹神经传导的重要的传入神经。最初宫骶韧带横断是通过阴道镜实施的,成功率为70%。经腹腔镜神经切除能使85%痛经的患者得到缓解。非随机的回顾性和前瞻性研究均表明,诊断性腹腔镜手术在治疗慢性盆腔痛时有良好的心理治疗作用;但这不应当是腹腔镜手术的主要目的。

2.粘连分解

盆腔粘连在疼痛中的作用尚不清楚.粘连分解的效果更不确定。即使是通过腔镜来做,粘连分解术后通常也会再次形成粘连,对照研究中对缓解疼痛未发现有效。在做粘连分解术之前应先治疗其他的病因,并在粘连分解术之前或同时做心理咨询。

3.骶前神经切除术和子宫神经切断

骶前神经切除术或交感神经切除术最早是用来治疗痛经。经腹腔镜子宫神经切断术(LUNA)的发展提供了一种技术上更直接、永久性的治疗慢性盆腔痛的手术方法。成功率高的药物治疗已取代了大部分的骶前神经切除术和LUNA。但是,传统治疗不能缓解或对多学科疼痛治疗无反应的原发性或继发性痛经.是骶前神经切除术或LUNA的指征。骶前神经切除术治疗继发性痛经的有效率在 50％到 75％之间。采用 LUNA 或骶前神经切除术治疗原发性痛经,短期疼痛缓解未发现有显著差异,但在长期效果上骶前神经切除术似乎比 LUNA 有效。神经切除只能缓解来自宫颈、子宫和输卵管近端的疼痛(T11 至 L2)。支配附件的神经(T9～T10)绕过下腹神经。因此骶前神经切除术不能缓解一侧的内脏痛。小部分病例中术中会发生出血或输尿管损伤等并发症。骶前分支的切除不影响骶神经的支配,因此正常的排尿、排便和分娩功能不受影响。荧光镜指引下做下腹神经局部麻醉阻滞可有助于预测骶前神经切除手术后的治疗效果。

4.子宫切除术

尽管子宫切除术中有 19％是为了治疗盆腔痛,但在疼痛门诊就诊的患者中有 30％已切除了子宫疼痛却没有缓解。有研究表明,包括妇科、物理治疗、和心理治疗在内的多学科综合治疗可降低子宫切除的几率,使慢性盆腔痛的患者需切除子宫比率从 16.3％下降到 5.8％。

子宫切除术对下述病因引起的慢性盆腔疼痛尤其有效:已完成生育者,与子宫内膜异位症、腺肌症或盆腔淤血等疾病有关的继发性痛经或慢性疼痛。在建议做子宫切除治疗疼痛或做单侧附件切除治疗单侧疼痛之前,与患者讨论时采用 PREPARE 方法非常必要:P(Procedure)——要采用的治疗措施,R(Reason)——采用此项措施的理由或指征;E(Expectation)——治疗后可期待的结果;P(Probability)——治疗成功的可能性;A(Alternatives)——替代方法和非手术选择;R(Risks)——风险和 E(Expence)——治疗费用。一项回顾性研究发现,对有痛经、性交痛和子宫压痛等盆腔中央部位疼痛的患者做子宫切除,77％的患者疼痛得到缓解,另一项前瞻性队列研究的结果是 74％的患者疼痛得到缓解。但是在 1 年后的随访时发现,前面第一项的回顾性研究中有 25％的患者疼痛持续存在或加重。前瞻性研究中,持续疼痛与多产、既往 PID 史、存在基础盆腔疾病和经济状况有关。

美国妇产科大学已经规定了因盆腔痛行子宫切除术应符合的标准。标准要求盆腔痛至少 6 个月以上,而无其他需要治疗的病变。当决定手术时,如果没有严重的粘连,子宫/肌瘤体积不大,应首先考虑经阴道或者腹腔镜手术,而不是开腹。已经有非常多的研究证实,阴道手术与开腹子宫切除手术比较,其术后病率低,住院时间短。一项前瞻性研究对比了开腹、经阴道和腹腔镜辅助下的经阴道手术的结果,术后 6 个月在排尿和性功能方面未发现有统计学差异。

第五章　宫颈、阴道和外阴的上皮内病变

上皮内瘤样病变常发生于宫颈、阴道和外阴,也可以在这些部位同时存在。这三种病变的病因和流行病学基础相同.典型的治疗是消融术和保守治疗。早期诊断和治疗对于防止病变进展为浸润癌十分重要。

第一节　宫颈上皮内瘤样病变

1947 年最早提出了宫颈浸润前期疾病的概念,指可以识别出有浸润癌表现但局限于上皮内的上皮性改变。随后的研究提示如果不治疗这些病变,则会进展为宫颈癌。细胞学方法的改进使人们认识了早期病灶的前体,不典型增生,这种病变将来可能会发展为癌。多年来,原位癌(CIS)一直采用积极的治疗(多数行全子宫切除术),而不典型增生却认为没有重要的意义,所以采取不治疗或者是阴道镜活检和冷冻手术。1968 年提出了宫颈上皮内瘤样病变的概念,当时 Richard 指出所有所有不典型增生都有进展的潜能。现在认为多数 CIN1(和部分 CIN2)不治疗也会自然消退;但是,CIN 指的是有可能进展为浸润癌的病变。这个术语等同于不典型增生,意味着异常的成熟度;所以,无有丝分裂活性的增生性化生不应该称为不典型增生。鳞状上皮化生不应该诊断为不典型增生(或 CIN),因为它不会进展为浸润癌。

上皮内瘤样病变的诊断标准随病理医生的不同而异,但细胞不成熟、细胞结构紊乱、核异型性以及有丝分裂活性增加是上皮内瘤样病变的显著特征。有丝分裂活性的程度、不成熟细胞增生的程度以及核不典型性决定瘤样病变的严重程度。如果有丝分裂和不成熟细胞仅出现在上皮的下 1/3,则是 CIN1。累计到上皮中层和上层分别诊断 CIN2 和 CIN3。

一、宫颈解剖

宫颈由位于宫颈管的柱状上皮和覆盖宫颈外口的鳞状上皮构成。两种上皮交会点称为鳞柱交界(SCJ)。

(一)鳞柱交界

SCJ 很少局限于宫颈外口。相反,它是动态变化的,随着青春期、妊娠、绝经和激素刺激而相应变化。新生儿期,SCJ 位于宫颈外口。月经初潮时,雌激素的产生使阴道上皮细胞内充满糖原。乳酸杆菌作用于糖原,降低 pH 值,刺激亚柱状储备细胞发生化生。

宫颈上皮内瘤样病变(CIN)源于进展期鳞柱交界(SCJ)转化带内的化生区域。化生由原始 SCJ 内侧开始,向宫颈外口方向进行,覆盖柱状绒毛,这个过程形成了称为转化带的区域。转化带从原始 SCJ 向生理性活动的 SCJ 扩展。当转化带化生上皮成熟后,开始产生糖原,在阴道镜和组织学观察下类似原始的鳞状上皮。

现认为在多数病例中,CIN 由发展期 SCJ 转化带中的单一病灶发生而来。宫颈前唇罹患

CIN 的机会是后唇的两倍，CIN 极少源于侧角。一旦发生 CIN，它可以沿水平方向累及整个转化带，但通常不会替代原始鳞状上皮。这种进展通常有清晰的 CIN 外边界。CIN 可以累及宫颈裂缝，这个部位倾向于发生最严重的 CIN 病变。宫颈腺体受累的程度有重要的治疗意义，因为必须破坏整个腺体以确保 CIN 的根除。确定原始 SCJ 位置的惟一方法是寻找纳氏囊肿或者宫颈裂缝的开口，二者提示柱状上皮的存在。一旦化生上皮成熟，合成糖原，则称为愈合的转化带，对致癌因素的刺激有相对的抵抗力。但是，有早期化生细胞的整个 SCJ 对致癌因素易感，致癌因素可以促使这些细胞转化为 CIN。因此，CIN 最易发生于月经初潮或妊娠后，这时化生最活跃。相反，绝经后女性很少发生化生，CIN 的风险处于低水平。性交导入了这些致癌因素。尽管人们已经研究了多个因素，包括精子、精液组蛋白、滴虫、衣原体以及单纯疱疹病毒，目前认为 HPV 在 CIN 发展中有着重要的作用。

（二）正常的转化带

阴道和宫颈外口的原始鳞状上皮有四层：

（1）基底层为单层的不成熟细胞，细胞核大，胞浆少。

（2）基底旁层包括 2～4 层不成熟细胞，有丝分裂正常，为复层上皮提供更换。

（3）中间层包括 4～6 层细胞，胞浆更丰富，呈多边形，细胞间有间隙，在光镜下可以看见细胞间桥，这是糖原产物分化的场所。

（4）表层包括 5～8 层扁平细胞，细胞核均小，胞浆充满糖原。核固缩后细胞从表面分离（脱落）。这些细胞形成巴氏涂片的基础。

1.柱状上皮

柱状上皮为单层柱状上皮细胞，粘液位于细胞顶部，圆形细胞核位于基底部。腺上皮由许多脊、裂口和折叠组成，当被鳞状上皮覆盖时，会导致出现腺体开口。从学术上讲，宫颈外口不是腺体，但是腺体开口这个术语还是经常应用。

2.化生上皮

SCJ 里的化生细胞由亚柱状储备细胞而来。在阴道低酸性环境的刺激下，储备细胞增生，抬高柱状上皮。这种不成熟的化生细胞核大，胞浆少，不含糖原。当细胞正常成熟，将产生糖原，最终形成 4 层上皮。化生的过程开始于柱状绒毛的顶端，这是最早暴露于阴道酸性环境的部位。当化生细胞替代了柱状上皮，绒毛的中央毛细血管退化，上皮展平，留下上皮和它典型的血管网络。当化生发展到宫颈裂隙，替代柱状上皮，同样也展平上皮。但是，比较深的裂隙不会完全被化生上皮替代，这样就在鳞状上皮下面残留了分泌粘液的柱状上皮。这些腺体有些开口于表面；其他完全封闭，粘液积聚形成纳氏囊肿。腺体开口和纳氏囊肿形成了原始鳞柱交界和原始转化带的外边界。

二、人类乳头瘤病毒

Koss 和 Durfee 于 1956 年首先描述了 HPV 感染引起的细胞学改变，命名为中空细胞。直到 20 年后，当 Meisels 及其同事报道了轻度不典型增生中有这种改变时，人们才认识到他们的重要性。分子生物学研究发现了高水平的 HPV DNA 和包被抗原，提示在这些中空细胞中有丰富的病毒感染。在宫颈瘤样病变的所有级别中都证明了 HPV 基因的存在。HPV 感染是宫颈癌的首要病因。随着 CIN 病变程度加重，中空细胞消失，HPV 拷贝数减少，包被抗原消失,提示病毒在分化差的细胞中不能复制。相反,HPV 部分 DNA 整合到宿主细胞中。有转录活性的 DNA 整合入宿主细胞这一过程看来对于恶性生长是必需的。恶性转化需要 HPV 产生的 E6 和 E7 癌蛋白的表达。由于 HPV 在细胞培养中不生长,因而没有 HPV 致癌作用的直接证据。但是,已报道了一种生长角化细胞的培养系统,该系统可以分层和产生特异的角蛋白酶。当用含有 HPV-16 的质粒转染正常细胞,转染细胞发生囊性异常,与上皮内瘤样病变表现相同。在转染细胞系中可以证实表达 E6 和 E7 癌蛋白,提供了因果关系的强有力的实验室证据。含活性 HPV-16 或-18 拷贝的宫颈癌细胞系(SiHa,HeLa,C4-ll,Ca Ski)证明了 HPV16E6 和 E7 癌蛋白的存在。

在大多数宫颈上皮内瘤样病变的女性中可以检测出 HPV DNA。目前已经分离出 120 种亚型的 HPV,其中 30 种亚型主要感染男性和女性下泌尿生殖道的鳞状上皮细胞。HPV 检测阳性与发生 CIN 高度病变的风险增加 250 倍有关。近 90％的上皮内瘤样病变归因于 HPV 感染。

只有某些特定的 HPV 亚型与约 90％的高度上皮内病变和癌有关(HPV-16,-18,-31,-33,-35,-39,-45,-51,-52,-56 和-58)。16 亚型是浸润性癌和 CIN2 和 CIN3 种最常见的亚型,在女性所有期别癌中占 47％。也是细胞学正常的女性中最常见的 HPV 亚型。

然而,HPV-16 并不是非常特异,约 16％的低度病变女性患者和 14％的细胞学正常的女性患者中也可以检测出 HPV-16。23％的浸润癌患者,5％的 CIN2 和 CIN3 女性患者,以及 5％的 CIN1 合并 HPV 的患者中检测出 HPV-18,同时在阴性发现的患者 HPV-18 低于 2％。因此 HPV-18 要比 HPV-16 更特异。

通常,HPV 感染不持续存在。那些持续感染的病毒可以保持潜伏状态许多年。大多数女性没有发病的临床证据,感染最终被抑制或者被清除。其他表现为低度病变的女性,病变可以自然消退。大多数女性,感染在 9～15 个月内清除。少数暴露于 HPV 的女性发展为持续感染,进展为 CIN。高危型 HPV 的持续感染将发生高度病变的风险增加 300 倍,这是 CIN3 发生和持续所需要的。影响进展的因素有吸烟、避孕药的使用、感染其他性传播疾病,或者营养状态。任何促进 HPV DNA 整合到人类基因的因素都可以导致浸润性疾病的进展。

(三)人类乳头瘤病毒疫苗

从历史上看,疫苗代表了一种预防由微生物或者其他病原体所致疾病的高效价比的方法。HPV 病毒疫苗的研制将导致宫颈癌及其癌前病变、其他相关癌症(肛门癌、阴茎癌、阴道癌、外阴癌)以及生殖道疣发病率逐渐地降低。近来开展了 3 个独立的研究来检测多种 HPV 疫苗的效力。每项研究均显示所使用的疫苗可以有效地预防持续性的 HPV 感染。在一项实验性 HPV-16VLP 疫苗随机研究中,1533 名妇女被随机分入了疫苗组和安慰剂组。每名妇女均无巴氏涂片异常史,男性性伴侣不超过 5 个。在第 0、2、6 个月给予疫苗,中位随诊时间为 17.4 月。持续 HPV-16 感染为该研究主要终止点,对疫苗的耐受性为次要终止点。这项研究发现疫苗组与安慰剂组相比,HPV-16 持续性和一过性感染均降低,CIN 发生也减少。

另一项评价双价 LI VLP 疫苗预防 HPV-16 和-18 的研究采用了相同的研究方案。性伴侣不超过 6 名、无异常巴氏涂片史的妇女被纳入研究。她们高危型 HPV 的细胞学检测同样是阴性。研究主要目标是评价疫苗对预防 HPV-16 和-18 感染的有效性,次要目标是评价它预防细胞学和组织学异常的有效性。1113 名参加者随访了 27 年。研究结果发现疫苗对于预防持续感染的有效性达 85%,而对预防细胞学异常的有效性达 93%。

在四项有关 HPV 疫苗的 2 期研究中,HPV 持续感染、任何类型的上皮内瘤样病变、生殖道癌以及外生殖道病变为研究的主要对象。在意愿-治疗分析中,疫苗总的有效率为 89%。该项目 2 期研究的结论认为疫苗能非常有效地减少持续 HPV 感染的发生率。但是,该研究还不能充分评估对于疾病预后或者每种 HPV 亚型单独的有效性。该研究同时还发现疫苗是高度免疫原性的,能对每一种 HPV 诱导出高效价抗体。

(四)巴氏检查分级

1988 年,第一届国际癌症学会(NCI)研讨会在马里兰州的 Bethesda 举行,促成了细胞学报告的 Bethesda 系统的发展。细胞学报告需要一种标准方法来使相互评价易于进行以及保证质量。BethesdaⅢ系统(2001)将术语进行了更新。根据该系统,潜在癌前期鳞状上皮病变分为三类:①不典型鳞状细胞(ASC),②低度鳞状上皮内病变(LSIL),和③高度鳞状上皮内病变(HSIL)。ASC 再分为两种情况:不明确意义的 ASC(ASC-US)和必需除外高度病变的 ASC(ASC-H)。低度鳞状上皮内病变包括 CIN1(轻度不典型增生)和 HPV 细胞学改变,即非典型中空细胞。HSIL 包括 CIN2 和 CIN3(中度不典型增生、重度不典型增生和原位癌)。

与 HPV 相关的细胞学改变(如中空细胞和 CIN1)并人 LSIL 分类,这是因为这两种病变的自然病程、HPV 不同类型的分布以及细胞学特征都是一样的。长期随访研究显示分类为中空细胞的病变 14% 进展为重度上皮内瘤样病变,分类为轻度不典型增生的病变有 16% 进展为重度不典型增生或者原位癌。最初认为分类为中空细胞的病变可能仅包含低危型 HPV,如 HPV-6 和-11,而高危型 HPV 如 HPV-16 和 18 仅限于包括 CIN1 在内的真正的肿瘤中,这也证实了它们之间的区别。但是,组织病理学和分子病理学之间的相关性显示低危型和高危型的 HPV 在中空细胞和 CIN1 中有相似的异质性分布。评价不典型增生、原位癌和 CIN 的研究缺乏观察者之间及内部的可重复性。中空细胞和 CIN1 之间的比较最缺乏可重复性。因此,基于临床表现、分子生物学发现和形态学表现,HPV 细胞学改变与 CIN1 看来是相同的疾病。将 CIN2 和 CIN3 合并人 HSIL 分类也是基于相同的理由。生物学研究显示高危型 HPV 的类型在两种病变中的比例相似,将其分开比较似乎不具有可重复性。另外,CIN2 和 CIN3 的处理也相似。

三、诊断

(一)巴氏检查

自 1950 年以来-巴氏检查已经成功地将宫颈癌的发生率降低了 79%,死亡率降低 70%。然而,美国仍有近 20% 的妇女没有规律的筛查,在最近 3 年之内没有一次巴氏检查。后来,年发病率从每 100000 名妇女中 8 例降至 5 例。这意味着每年约 8200 名妇女患宫颈癌。在那些接受规律巴氏检查的患者中依然有宫颈癌发生。健康关怀与策略研究所(AHRQ),承担了一项传统宫颈细胞学检查方法的文献回顾,并与新技术比较,旨在降低假阴性率。该项目分析了5 个研究报告得出结论:传统细胞学方法在检测宫颈癌前病变的敏感性只有 5%。假阴性率为49%。在最近的三项宫颈细胞学评价的回顾分析中,巴氏检查对 CIN2-3 的敏感性在 47% 至62% 之间,特异性在 60% 至 95% 之间。每年约 30% 的新发宫颈癌病例来自于接受过巴氏检查的妇女,但是过程中可能有取样、固定或者阅片的错误。以前广泛认为巴氏检查的敏感性在80%左右。推荐巴氏涂片筛查正是基于这80%的敏感性。建议进行连续三年每年一次的巴氏检查,是认为经过最初3次检查后,可以将遗漏病变的假阴性风险降至小于1%。如果检查的敏感性为80%,那么三次阴性结果的敏感性则为99.2%,这就达到了筛查的目的。但是,敏感性如果为51%,三次检查后敏感性也只有86.8%。

很明显,必须对传统的巴氏检查技术进行改进。假阴性错误发生在取样、制片和阅片中。取样错误是因为病变太小,没有脱落细胞或者所用装置没有取到细胞,或者没有把细胞转到玻片上。制片错误可能发生于玻片上固定不牢、导致干片,无法解释结果。玻片可能太厚,或者被阴道分泌物、血或粘液遮掩。厚玻片也会导致固定不牢,因为固定液无法渗透细胞标本。筛查技术员未能识别玻片上有诊断价值的细胞时就会发生阅片错误。

通过液基的介质收集细胞样本可以减少取样和制片的错误。样本的处理过程得到均衡的薄层宫颈细胞,没有玻片上的碎屑。AHRQ报道液基细胞学方法将巴氏检查的敏感性提高到了80%的目标。用宫颈管刷结合塑料刮匙或塑料刷收集细胞样本。然后样本放入一个含有液体防腐剂的小瓶中。这项技术可将80%~90%的细胞转移到液体介质中,与之比较,传统的细胞学检查只能将10%~20%的细胞转移到玻片上。而且,使用液基的介质可以消除干片现象。将小瓶内的液体通过滤器从而细胞,这可以收集到较大的上皮细胞,将较小的血细胞和炎症细胞分离开。这样的处理过程正确的保存了薄层的诊断细胞,细胞学家更容易阅片。该技术将传统细胞学检查的不满意涂片率降低了70%~90%。现在绝大多数的美国实验室采用了液基细胞学。

第二项宫颈细胞学方法的新技术是自动巴氏筛查系统,已经被美国食品和药品管理局作为初筛和被读做正常样本的复查方法。这种技术采用一种自动显微镜配以特殊的数字照相机。该系统可以扫描玻片,使用计算机成像技术分析玻片的每一个视野。计算机根据样本包含异常的可能性将每一张玻片分级。选出的玻片由细胞学医生或者细胞理学家查看。该术将假阴性率降低了32%。自动巴氏筛查系统目前还没有被广泛应用。

用来报道宫颈细胞学结果的Bethesda系统被发展为以独立的细胞学系统,可以为临床治疗提供明确的指南。它创立了一种标准的实验室报告网络,包括描述性诊断和样本质量的评价。Bethesda系统的修订也反应了新技术的发展和研究的进展。

2001Bethesda系统中,标本的质量(adequacy)分为满意度或不满意的。如果标本为不满意的,在2~4个月内重复宫颈细胞学。新系统中删去了"满意但是存在不足"这一分类;但是.如果转化带的取样不足或者有干扰因素,应在6~12个月内重复宫颈细胞学。总的分类是:①无上皮内病变或者恶性病变;②上皮细胞异常,以及③其他。无上皮内病变或者恶性病变分类包括微生物感染,如阴道滴虫、白色念珠菌、细菌性阴道炎,以及放线菌、单纯疱疹病毒。在这一类中还包括反应性细胞改变,子宫切除术后腺细胞状况以及萎缩。上皮细胞异常包括鳞状上皮和腺上皮的异常。非典型鳞状细胞这一类与1992年版有所不同,修改了ASCUS的定义,取消了"非典型鳞状细胞,倾向于反应型"这一术语。非典型鳞状上皮分为:不明确意义的(ASC-US)和不能除外高度鳞状上皮病变(ASC-H)。低度鳞状上皮内病变(LSIL)包括HPV和CIN1。高度鳞状上皮内病变(HSIL)包括CIN2和CIN3和CIS。

腺细胞的分类也不同于 1992 年版指南,不再使用"非典型腺细胞意义不明确(AGUS)"这一类别,而倾向于更具有描述性的非典型腺细胞分类。腺细胞异常包括非典型腺细胞(AGC)宫颈管的、内膜的或者非特异性腺细胞;以及非典型腺细胞(宫颈管的或者腺细胞)倾向于肿瘤。

(二)筛查指南

目前对宫颈癌筛查还有一些争议。美国癌症协会(ACS)更新的 2002 年推荐中指出传统的巴氏检查应该每年进行。若采用液基细胞学,筛查可以延长至每 2 年一次。21 岁以上或者有性生活 3 年就应该开始筛查,如果之前 10 年内巴氏检查结果正常则筛查终止年龄为 70 岁。ACS 也指出因良性疾病行子宫切除术后没有必要筛查。

美国妇产科学院(ACOG)的推荐与 ACS 不同,她指出 30 岁以下的妇女应该每年行宫颈细胞学筛查,30 岁以上没有危险因素者(有 CIN2 或 CIN3 的病史、免疫受损、己烯雌酚宫内暴露史)采用液基或者传统的巴氏检查,可以将筛查间期延长至 2～3 年。更进一步,ACOG 指出宫颈细胞学联合 HPV 筛查更适于 30 及其以上的妇女。

2003 年美国食品和药品管理局推荐 HPV DNA 检查联合宫颈细胞学作为 30 岁以上妇女的筛查方法。当两项检查均为阴性,妇女 3 年内没有必要重复筛查。双阴性结果的阴性预测值超过了 99%。

由于大多数 HPV 感染是一过性的,自发清除,不会导致真正的癌前病变,特别是在年轻妇女中 HPV 的流行性更高,因此 HPV 不应作为 30 岁以下的妇女的筛查。HPV 和细胞学均阴性的妇女随访 6 个月中发生 CIN2 或者更高的病变的几率为每 1000 名中一例。前瞻性研究报道随防 3 年 CIN2 或更高病变每 1000 名中不到 2 例。阴性预测值高使得筛查间期延长至 3 年,这得到了 ACOG 和美国癌症协会(ACS)的支持。

(三)非型状细胞

ASC 限指那些异常细胞但确实无明确意义的结果。ASC 不包括良性、反应性和修复性改变,这些在 Bethesda 系统中归人正常范围。由于缺乏诊断标准以及对医疗-法律行为的担心,这一诊断现在变得十分常见,在一些中心比例从 3% 至 25% 不等。当应用统一的诊断标准后,ASC 所在比例应该在 3% 至 5% 之间。老的术语,ASCUS(BethesdaⅡ系统)现在分为了两种类型:ASC-US 和 ASC-H(BethesdaⅢ系统)。

ASCUS 细胞学诊断与 10%～20% 的 CIN1 发生率以及 3%～5% 的 CIN2 或者 CIN3 的发生风险相关。现在已经很明确 CIN1 是一种最常见的良性 HPV 感染病变,在超过 60% 的病例中可以自然消退;因此,ASCUS 巴氏检查结果分拣目的就是鉴定出更多的 CIN2 和 3 病变。

分流选项如下:①每 4～6 个月重复巴氏检查,如果发现任何异常建议行阴道镜检查;②立即行阴道镜检查;③HPV 检查。

由于在识别 CIN 病变中有 20%～50% 的假阴性率,并且患者依从性差,因此重复巴氏检查的这一选项被弱化了。约 50% 的患者因为随后的巴氏检查结果异常行阴道镜检查,使得这一选项在费用上接近立即行阴道镜检查。立即行阴道镜检查被认为是检测 CIN2 或 CIN3 的最敏感的方法。由于 80% 的患者没有典型的病变,因此避免阴道镜过度诊断,取活检时态度保守是很重要的。病理医生也可能存在过度诊断活检结果,仅发现化生时就诊断患者为 CIN。

几项研究证实了 HPV 检测在评估 ASCUS 巴氏检查结果中的作用。这些研究显示 HPV 检测能够识别出 99％的 CIN2 或 CIN3 病变。为了前瞻性地比较前面提到的分流方法，NCI 资助了一项 ASC-US/LSIL 分流研究（ALTS）。ASC-US 和 LSIL 的患者随机分为三个分流组：①即刻行阴道镜检查；②HPV 检测，以及③重复巴氏检查的保守处理。在即刻行阴道镜组纳入 1163 名妇女，14 人拒绝检查。阴道镜的结果被认为可以反应患病率的情况，具体如下：CIN1，14.3％；CIN2，16.1％；CIN3，5％。这样，75％的 ASC-US 妇女阴道镜结果为阴性，没有行活检（25％）或者行活检但结果为阴性。56.1％的患者 HPV 检测阳性，6.1％的患者没有做阴道镜检查。在 494 名接受阴道镜检查的妇女中，结果如下：CIN1，22.5％；CIN2，11.9％；CIN3，15.6％。HPV 检测对于 CIN2 的敏感性为 95.9％，对 CIN3 为 96.3％。

在保守处理组，只有一篇巴氏检查的随访报道。现在认识到，巴氏检查必须每隔 6 个月检查才有效。尽管如此，还是纳入了单次随访的巴氏检查结果。如果将 ASC-US 或更高病变的阳性结果作为截止值，对 CIN2 的敏感性为 85％，对 CIN3 的敏感性为 85.3％，58.6％的患者建议行阴道镜检查。如果用 LSIL 作为截止值，26.2％的患者建议行阴道镜，对 CIN2 和 CIN3 的敏感性均为 64.0％。如果用 HSIL 作为截止值，6.9％的患者建议行阴道镜，敏感性降至 44％。

ALTS 研究的结论是 HPV 分流对识别 CIN2 和 CIN3 病变高度敏感，并且它将建议做阴道镜检查的比例降低了近一半。尽管 ALTS 研究最后的费用-效益分析还没有完成，但 HPV 检查看来对 ASCUS 的初期处理似乎是一个适宜的策略。一美国妇女队列研究中用数学模型来模拟 HPV 和宫颈癌的自然病程，结果证实采用细胞学和 HPV DNA 联合检查的 2～3 年筛查策略在降低癌症发病率上更加优于每年的传统细胞学检查。

2001 年，美国阴道镜和宫颈病理协会（ASCCP）举行了一个 NCI 讨论会为异常的宫颈细胞学提供治疗指南。研究者采用了 ALTS 研究的信息和 BethesdaⅢ系统的术语。他们推荐 ASC-US 妇女应该如下处理：(i)2 次重复巴氏检查，发现任何异常建议阴道镜检查，(ii)即刻行阴道镜检查.(iii)高危型 HPV 检测。当用液基细胞学检查时，建议 HPV DNA 检测。结果阳性的妇女应该建议阴道镜检查，结果阴性者应每年行细胞学检查。

（四）低度鳞状上皮内病变

LSIL 的细胞学诊断是可重复性的，占细胞学诊断的 1.6％。约 75％的患者有 CIN，约 20％患者为 CIN2 或 CIN3。这些患者需要进行其他的评估。ALTS 研究提前停止了 HPV 检测组，因为 HPV 阳性率为 82％，不能作为决定疾病存在的有效标志。ALTS 研究发现细胞学 LSIL，与之相关的，2 年内组织学 CIN2 或 CIN3 风险为 25％。但是，没有有效的分流策略能减少阴道镜检查的建议，同时又不增加 CIN3 和浸润癌发生的风险。ALTS 研究证实了目前实行的用阴道镜检查来评价一次 LSIL 结果策略的有效性。

（五）高度鳞状上皮内病变

任何细胞学标本提示存在 HSIL 的妇女都应该行阴道镜检查并行活检。阴道镜下直接活检，明确病变分布后，应行消融治疗，破坏整个转化带。

（六）阴道镜表现

1.醋白上皮

用醋酸（3％～5％）后变白的上皮称为醋白上皮。醋酸的应用凝固了细胞核和胞浆的蛋白,使蛋白变得不透明和发白。

醋酸不会影响成熟、能产生糖原的上皮,因为醋酸不能穿透上皮的外 1/3。此部位的细胞核小,细胞含有大量糖原(非蛋白质)。在阴道镜下此部位看起来为粉红色。不典型增生细胞最容易受到影响。这些细胞核大,含有异常增多的染色质(蛋白)。应用醋酸后,柱状绒毛变得更"丰满",故细胞更容易观察,微微发白,尤其是有早期化生征象的部位。不成熟的化生细胞核大,对醋酸也有一些反应。由于化生上皮很薄,所以不像 CIN 那样发白或不透明,而是表现为朦胧的灰色。

2.粘膜白斑

从字面意义讲,粘膜白斑是指白色的斑块。在阴道镜术语中,这种白斑是指用醋酸之前就可见的白色上皮。白斑是上皮表面的角蛋白层引起的。不成熟的鳞状上皮有发展为产角蛋白或产糖原细胞的潜能。在阴道和宫颈,正常的分化方向是产生糖原。在宫颈阴道粘膜中角蛋白的产生是异常的。粘膜白斑可以由以下几个因素引起:HPV;角质化 CIN;角质化肿瘤;阴道隔膜、子宫托或卫生棉引起的慢性损伤;以及放射治疗。

粘膜白斑不应该与念珠菌感染引起的白斑相混淆,后者可以用棉棒可以完全擦除。目前最容易引起粘膜白斑的原因是 HPV 感染,因为阴道镜不能看到角蛋白层下的脉管系统,所以这些部位应行活检以除外角质化肿瘤。

3.斑点

扩张的毛细血管终止于表面,从末端看上去就像许多点的集合。当这些血管出现在界限清楚的醋白上皮部位时,提示为异常上皮——多数为 CIN。斑点状血管为化生上皮向柱状绒毛迁移的一种表现形式。正常情况下,血管退化;但是,如果发生了 CIN,则血管持续存在且会表现得更为显著。

4.马赛克

终末毛细血管围绕聚集的醋白上皮形成大体的环状或者多边形,类似于马赛克瓦片,称为马赛克。这些血管形成了围绕异常上皮团块的"篮子"。它们可能来源于许多终末斑点血管或源于围绕宫颈腺体开口的血管。马赛克这种表现与高度病变和 CIN2 和 CIN3 有关。

5.不典型血管类型

不典型血管类型是浸润性宫颈癌的特征性表现,包括环状血管、分支血管和网状血管。

6.宫颈管诊刮术

ASCCP 指南不推荐宫颈管诊刮术。如果需要取宫颈管标本,细胞刷对取得宫颈管内是足够的。

7.宫颈活检

应在最容易发生不典型增生的部位取宫颈活检。如果病变较大或者是多灶性的,有必要进行多点活检以确保病变组织完整的取样。

(六)上述发现之间的联系

理想的状态是病理医生和阴道镜医生在决定治疗之前应该回顾一下阴道镜发现、细胞学结果、宫颈活检以及宫颈管诊刮。尤其当操作者是首次应用阴道镜技术时。不应将细胞学结果送到一个实验室而组织学结果送到另一个实验室。阴道镜医生不应治疗报告而应该治疗疾病。当细胞学和活检结果相结合时,阴道镜医生就能够有根据性的确定出最严重的病变。如果细胞学提示的病变较组织学病变更严重,应对患者做更进一步的评估,必要时重复活检。

三、组织学术语

(一)CIN1

前瞻性研究显示活检证实的 CIN1 的自然消退率为 60%～85%。消退特征性发生于细胞学和阴道镜随访的 2 年内。这使得那些经满意的阴道镜活检诊断为 CIN1 的患者在同意每 6 个月随访的情况下,可以在 6 个月和 12 个月时复查巴氏检查或者 12 个月时行 HPV 检测。两次结果阴性或者一次 HPVDNA 检测阴性,则可以恢复为每年筛查。12 个月时行阴道镜检查和重复细胞学检查也是另外的一种可接受的治疗选择。如果病变在随诊期进展或者持续存在 2 年,则应该行消融治疗。CIN1 的消退在 24 个月后将减少,消退率与 CIN2 在 5 年的消退率相似。

对于那些持续 24 个月存在的 CIN1 患者,治疗方法是可以选择的。只要患者能配合随诊,期待治疗仍然是可以接受的。有慢性系统性疾病的免疫抑制的患者,例如需要皮质激素或者抗排斥药物的患者,其低度病变可能长期的持续存在。消融治疗,包括冷冻治疗或者激光消融似乎优于包括环形电切术(LEEP)在内的手术切除治疗。一项前瞻性随机研究比较了冷冻治疗与激光和 LEEP 术,发现其病变持续率(4%)或者病变复发率(17%)之间没有差别。冷冻手术的优点是费用低廉且易于使用,缺点是没有组织标本,无法根据病变大小调整,以及术后有阴道排液。当看不到鳞柱状病变时,有 10% 的病例可能有这样的情况:阴道镜检查不满意,宫颈管内活检又无法取到来除外闭锁型的高度病变。

(二)CIN2 和 CIN3

所有的 CIN2 和 CIN3 病变需要治疗。该建议是基于荟萃分析的结果显示 20% 的 CIN2 进展为 CIS,5% 进展为浸润癌。

尽管治疗 CIN 的方法有许多种,但 LEEP 已经成为 CIN2 和 CIN3 较好的治疗。这些技术允许了送检标本,使病理学家能鉴别隐藏的微小浸润癌或者腺瘤样病变,从而保证了这些病变能得到充分的治疗。病变持续率和复发率为 4% 至 10%。

四、CIN 的治疗

大多数用于治疗 CIN 的消融手术可以在门诊进行,这是治疗此病的一个主要目的。由于所有的治疗方法固有的复发率最高为 10%,故一年之内每隔 3 个月的随诊是必要的。有下列情况时,可以选择消融术:

(1)细胞学、阴道镜、宫颈管诊刮或活检无提示微小浸润的证据。

(2)病变位于宫颈外口,能完全看见。

(3)阴道镜和宫颈管诊刮排除了高度不典型增生累及宫颈管。

(三)冷冻治疗

冷冻治疗通过使上皮细胞内的水分结晶从而破坏宫颈表面上皮,导致细胞的最终破坏。有效破坏需要的温度必须在-20℃到-30℃的范围。一氧化氮(-89℃)以及二氧化碳(-65℃)能产生低于此范围的温度,因此是该技术最常用的气体。

现认为该技术中冷冻-解冻-冷冻方法是最有效的方法,这种方法使用了一个超出探针边缘 5mm 的冰球。此过程需要的时间与气体压力有关：压力越高，冰球到达就越快。冷冻治疗已经显示为一种有效的 CIN 治疗方法，在特定情况下，其失败率在可接受的范围内。这是一种相对安全并发症很少的方法。宫颈管闭锁很罕见但有可能发生。治疗后的出血不常见，通常与感染有关。

治愈率与病变分级相关；CIN3 治疗失败率较高 Townsend 发现治愈率还与病变的大小有关；那些覆盖大部分宫颈外口的病变治疗失败率高达 42％，而直径小于 1cm 的病变失败率只有 7％。宫颈管诊刮阳性者治愈率同样显著降低。宫颈管腺体受累很重要，因为累及腺体的妇女治疗失败率为 27％，与之相比没有累及腺体的患者治疗失败率只有 9％。

符合以下标准时可选用冷冻治疗：

（1）宫颈管上皮内瘤样病变 1 级到 2 级。

（2）小病变。

（3）变仅位于宫颈外。

（4）宫颈管活检阴性。

（5）活检示无宫颈管腺体受累。

（四）激光治疗

激光治疗已经有效地用于 CIN 的治疗。但是，由于设备的昂贵以及术者需要专门的培训，激光消融已经不再受到青睐。另外，由于非常早期 CIN 可行保守性治疗，对各种消融治疗的需要在减少。

（五）环形电切术

激光电切术是一种诊断和治疗 CIN 的有效工具。它具有在患者一次门诊就诊中同时起到诊断和治疗作用的优势。

电流的组织效应应取决于电子浓度（线圈的大小）、电力（瓦特）以及组织中的水分含量。如果电力低或者线圈直径大，则产生电烫效应，对组织的高温破坏范围广。如果电力高（35～55 瓦特）、线圈小（0.5mm），则产生电切效应，组织热损伤小。实际的切割效应是由在线圈与含水组织间界面产生的蒸汽包引起的。蒸汽包被挤入组织，电流与声波结合后切开组织。切除后，再用一个 5mm 直径的球形电极，电力设置在 50 瓦特。将球形电极置于接近组织表面处，使组织与电极之间产生电火花。这个过程称为电灼，结果会产生一些热损伤达到止血目的。如果电灼过度，患者会产生焦痂伴较多,的阴道分泌物，感染和晚期出血的机会增加。

近来研究显示 LEEP 随后妊娠比间隔 20 周后妊娠总的早产、胎膜早破后早产以及低出生体重儿风险增加。在病变没有明确诊断之前不应该用环切术。那种"看见就治疗"观点的风险是，在那些仅为化生的女性，整个转化带和大小不等部分的宫颈管被切除而使生育能力受到潜在的损害。这在不成熟转化带较大，醋白区域广泛的年轻妇女中尤为突出。环形电切除术的并发症少，优于激光治疗以及宫颈锥切术。术中出血、术后出血和宫颈狭窄可能发生但发生率处于可以接受的低水平，如表 5-1 所示。术后超过 90％的患者可见 SCJ。表 5-2 至表 5-4 列出了 LEEP 的优点以及和其他切除术的比较。

表 5-1   宫颈锥切术的治疗疗效;激光和手术刀组的比较

锥切"治愈"的比例

比例作者(参考文献)	激光(%)	作者(参考文献)	手术刀(%)
Wright 等	96.2	Larsson 等	94.0
Baggish 等	97.5	Bostofte 等	90.2
Larsson 等	95.6	Bjerre	94.8
Bostofte 等	93.2	Kolstad 等	97.6

表 5-2   宫颈锥切术中和术的出血;激光和手术刀组的比较

锥切术后明显阴道出血的比例

作者(参考文献)	激光(%)	作者(参考文献)	手术刀(%)
Wright 等	12.2	Larsson 等	14.8
Baggish 等	2.5	Bostofte 等	17.0
Larsson 等	2.3	Jones	10.0
Bostofte 等	5.0	Luesley 等	13.0

表 5-3   宫颈电切术的并发症

并发症	病例数	术中出血	术后出血	宫颈管狭窄
Prendiville 等	111	2	2	—
Whiteley 等	80	0	3	—
Mor-Yosef 等	50	1	3	—
Bigrigg 等	1000	0	6	—
Cunasekera 等	98	0	0	—
Howe 等	100	0	1	—
Minucci	130	0	1	2
Wright	432	0	8	2
Luesley 等	616	0	24	7
总计	2617	3(0.001%)	48(1.8%)	11/6178(1.0%)

表 5-4　宫颈电切术标本中术预料的浸润性病变

作者(参考文献)	病例数	微小浸润	浸润
Prendiville 等	102	1	—
Bigrigg 等	1000	5	—
Gunasekera 等	98	—	1
Howe 等	100	1	—
Wright 等	141	3	—
Luesley 等	616	1	—
Chappatte 等	100	4	6(原位腺癌)
总计	2157	15(0.7%)	1(0.04%)

(七)锥切术

宫颈的锥切术在宫颈治疗中起着重要的作用。在阴道镜应用前,锥切术是评价异常巴氏检查结果的标准方法。锥切术既是诊断方法又是治疗手段,优于消融术,因为它能提供组织标本进一步检查以除外浸润癌。

在以下情况时,锥切术适用于巴氏检查发现 HSIL 的妇女:

(1)阴道镜无法确定病变的界限。

(2)阴道镜未见 SCJ。

(3)宫颈管诊刮(ECC)组织学检查为 CIN2 或者 CIN3。

(4)细胞学、活检或者阴道镜结果之间缺乏一致性。

(5)活检、阴道镜或者细胞学结果提示可疑微小浸润。

(6)阴道镜学家不能除外浸润癌。

边缘阳性的病变锥切术后易复发(表 5-5)。累及宫颈管腺体也预示复发(累及腺体者 23.6%复发率,与之相比无腺体受累者只有 11.3%)。当和锥切术比较时,LEEP 技术更简单,短期结果与锥切术或者激光切除术相似。在一项检测 LEEP、锥切术和激光切除术的长期疗效的研究中,不典型增生的复发或者妊娠结局均没有区别(表 5-6,表 9-7)。

表 9-5　大电菌切作术与激光切除术不同程度的分级比较

副作用	环切术(n=98)	激光(n=101)
无不适	80(92%)	32(32%)
中等不适	16(16%)	50(50%)
非常不适	2(2%)	19(18%)
手术时间	20~50sec	4~15min
	(平均 16sec)	(平均,6.5min)

表 9-6　EOOP 电切除术的结果

作者(参考文献)	治疗患者数	复发患者数
Prendiville	102	2
Whiteley	80	4
Bigrigg	1000	41
Cunasekera 等	98	7
Luesley 等	616	27
Murdoch 等	600	16
总计	2496	97(39%)

表 9-7　锥切术后的宫颈上皮内瘤病变的复发

作者(参考文献)	治疗患者数	边缘阴性者	边缘阳性者
Larsson 等	683	56	246
Bjerre 等	1226	64	429
Kolstad 等	1121	27	291
总计	3030	147(4.9%)	966(31.9%)

（七）全子宫切除术

目前认为全子宫切除术对于 CIN 是一种过度的治疗。在一项 8998 名行全子宫切除的妇女中发现 38 例浸润癌(0.4%)，全子宫切除术明显出血、感染和其他并发症包括死亡的发生高于其他的 CIN 治疗方法。在一些情况下，全子宫切除术仍然是 CIN 有效、适宜的治疗手段。

（1）微小浸润癌。

（2）锥切标本边缘为 CIN3。

（3）随访顺应性差的患者。

（4）其他妇科问题需要切除子宫，例如子宫肌瘤、子宫脱垂、子宫内膜异位症以及盆腔炎性疾病。

四、腺细胞异常现

（一）非典型腺细胞

2001 年更新的 Bethesda 系统删去了不明确意义的非典型腺细胞(AGUS)这一分类。现在的术语是非典型腺细胞(AGC)。这一类再分为倾向于肿瘤和非特殊类型(NOS)。NOS 组进一步分为子宫颈管细胞或者子宫内膜细胞来源。腺细胞分类仍旧包括了宫颈内膜原位癌和腺癌。非典型宫颈管细胞由于它们有发展为严重疾病的风险，因而非常重要。63 名行宫颈活检或者子宫切除术患者的标本检查发现，17 例有 CIN2 或者 CIN3，5 例原位腺癌，2 例浸润性腺癌。另外还有 8 例 CIN1，2 例子宫内膜增生过长。总体看来，32 例有明显的宫颈病变(50.8%)。这个阳性率要比 ASC-US 巴氏检查的结果高得多。

五、腺癌

在原位腺癌（AIS），宫颈内膜腺体细胞被核分层、深染、不规则以及核分裂象活跃高柱状细胞所替代。细胞增殖导致腺体拥挤，呈筛状。但是，仍然保持宫颈管腺体正常的分支结构。多数肿瘤细胞类似于宫颈内膜粘液上皮。子宫内膜样核肠细胞型较少。约50%宫颈 AIS 也有鳞状上皮 CIN。所以，一些 AIS 病变会偶然地出现在因鳞癌治疗而切除的标本中。由于 AIS 位于转化带附近或者其上侧，传统的宫颈标本取材可能无法检查到 AIS。通过细胞刷取得标本可以提高 AIS 的检出率。如果 AIS 病灶太小，宫颈活检和宫颈管诊刮可能为阴性结果。在这些病例中，行宫颈锥切术以进行更广泛的检查是必要的。这样的标本可以除外同时存在的浸润腺癌。微小浸润不应用于描述腺癌。一旦已浸润腺体，现有技术无法确定真实的"浸润深度"，因为浸润可能源于粘膜表面或者下面腺体的周围。"穿透"基底膜不可能确切描述，所以肿瘤要么是 AIS，要么为浸润腺癌。

随着近来宫颈内膜浸润腺癌的显著增加，人们将更多的注意力转向了 AIS。有证据显示 AIS 可以进展为浸润癌。在 52 例子宫颈腺癌的研究中，有 18 例患者在癌出现之前 3 至 7 年中其宫颈内膜活检结果为阴性。另有 5 例患者为 AIS。

在一项 23 例 AIS 妇女的解剖学分布的研究中，所有患者的 AIS 均累及腺体表面和宫颈管腺上皮，常常也累及到最深的宫颈裂口。整个宫颈管都有受累的风险；几乎有一半的患者病变距宫颈外口 1.5～3cm。15 例患者为单灶病变，3 例患者为多灶性病变，5 例患者 AIS 分型不确定；23 例患者中有 11 例 AIS 同时伴有鳞状上皮内病变。在一项 40 例 AIS 行宫颈锥切术的研究中，40 例患者中有 23 例（58%）同时合并鳞状上皮内病变，2 例有浸润性鳞状细胞癌。在 22 例接受子宫切除术的患者中，10 例宫颈锥切边缘阳性的患者 70% 残留了 AIS，包括 2 例浸润性腺癌病灶。12 例边缘阴性的患者有 1 例全子宫切除标本中发现残留的浸润性腺癌病灶，18 例仅行锥切术边缘阴性的妇女经过中位时间为 3 年的随访，未见复发。因此，锥切标本边缘阳性在这些患者中有重要的临床意义。

一项 28 例 AIS 患者的研究中结果更令人担忧，边缘阳性的 8 例患者重复宫颈锥切或全子宫切除术，3 例发现有残留 AIS，一例浸润性腺癌。10 例边缘阴性行全子宫切除或者重复宫颈锥切术的患者，4 例发现残留 AIS。1 例患者锥切边缘无法评估发现浸润性腺癌。在 15 例接受重复锥切术保守治疗并密切随访的患者中，7 例（47%）在锥切术后发现腺体病变复发，包括 2 例浸润性腺癌。更让人担忧的是，在行宫颈锥切术前取的巴氏检查和宫颈管诊刮结果显示有 48% 的患者未怀疑腺体病变。

必须把 AIS 看成腺癌的严重癌前病变。整个宫颈都有被累及的危险，应用细胞学评估或宫颈管诊刮结果并不可靠。任何锥切边缘阳性者应重复锥切。如果无生育要求，应行全子宫切除术，因为即使边缘阴性的患者也存在复发的风险。

第二节　阴道上皮内瘤样病变

阴道上皮内瘤样病变（VAIN）常常伴随着 CIN 并认为其病因可能相似。这样的病变可以是从宫颈延伸至阴道而来,或者它们可能是主要发生在阴道上段的卫星病灶。由于阴道没有转化带和被 HPV 感染的不成熟上皮细胞,故 HPV 侵入的机制是通过性交或卫生棉条引起的皮肤擦伤。当这些由化生鳞状上皮修复时,HPV 可能以一种在宫颈转化带相似的方式开始繁殖。

一、体征

VAIN 病变无症状。由于常常伴有 HPV 感染,患者可能主诉外阴疣或者因阴道疣引起的阴道分泌物异味。

二、筛查

宫颈完整的妇女应该接受常规的细胞学筛查。由于 VAIN 几乎总是伴随着 CIN,当 VAIN 存在时,巴氏检查结果很可能是阳性的。当用阴道镜检查任何 CIN 病变时,应该用阴道镜仔细检查阴道。尤其要注意阴道上段。CI 治疗后巴氏检查持续阳性的患者应该仔细检查以除外 VAIN。对于那些因宫颈肿瘤而行宫颈切除的患者,最初应该根据病变的诊断和严重程度定期行巴氏检查,以后改为每年一次。

三、诊断

阴道镜检查和直接活检是 VAIN 的主要诊断方法。典型的病变沿阴道皱折分布,呈卵形,轻度凸起,且表面有针状物。VAIN1 病变通常伴随大量的中空细胞,提示其源于 HPV 当病变发展为 VAIN2 时,则表现为醋白上皮更厚,外边界更高,碘吸收更少。当发展为 VAIN3 后,表面呈显乳头状,也可能发生斑点和马赛克等血管类型。与宫颈血管表现相似的血管类型代表早期浸润。

四、治疗

VAIN1 和 HPV 感染的患者不需要治疗。这些病变通常消退,为多灶性,在消融治疗后迅速复发。VAIN2 病变可以行期待治疗或者激光消融术。VAIN3 病变更可能隐匿早期的浸润病变。在 32 例行阴道上段切除的 VAIN3 患者的研究中,9 例(28%)患者发现了隐匿性的浸润癌。充分取材除外浸润性癌的 VAIN3 病变患者可行激光治疗。激光汽化治疗的主要优点在于通过阴道镜直视下准确的控制破坏深度和宽度。激光治疗的其他主要优点是治疗后快速愈合。这个过程需要 3 至 4 周,之后新生上皮完全形成,绝大多数病例出现成熟的含糖原的上皮。

组织作用

当激光束接触组织,细胞中的水分吸收了能量,导致立刻沸腾。细胞爆炸化作一股蒸汽(这就是"激光汽化"术语的由来)。蛋白质和无机物被热量焚化,在暴露区的基底部留下焦痂的表现。激光破坏的深度是由激光束能量(瓦特)、激光束面积(mm^2)以及激光在组织上作用的时间决定的。激光束必须均匀的在组织表面移动以避免更深的破坏。激光束汽化了组织中央区域,留下一条热坏死的狭窄带,围绕着激光坑。激光汽化的目的在于使组织坏死的区域最小化。高功率(20 瓦特)、中等大小的光束(1.5mm)以及均匀快速地在组织表面上移动可以达到这个目的。以这种方式应用激光造成的高温坏死带只有 0.1mm。一些激光有称为超级脉冲的功能,激光束每秒钟电开关数千次,使得组织在两次脉冲之间能够冷却,从而使产生的高温坏死区更少。

冷冻治疗不应用于阴道,因为损伤的深度无法控制,并且可能由于不慎而伤及膀胱和直肠。表浅的电手术球烧灼术可以在阴道镜监控下使用,以观察擦去烧灼的上皮观察破坏的深度。对于阴道上段的小范围病变,切除术是很好的治疗方法。偶尔对于占据整个阴道的VAIN3 病变需要行全阴道切除术。应同时行厚皮瓣移植术。这种针对广泛阴道病变的积极治疗不应该用于 VAIN2。

VAIN 的恶性潜能可能小于 CIN。回顾 136 例阴道 CIS30 年的随访发现,4 例(3%)尽管应用了多种治疗方法仍然进展为浸润性阴道癌。

第三节　外阴上皮内病变

一、外阴营养不良

过去用以下的术语描述外阴上皮生长和分化的异常,如:粘膜白斑、苔藓样硬化和萎缩、早期萎缩（primary atrophy）、硬化性皮肤病、萎缩和增生性外阴炎以及干枯外阴。1966 年 Jeffcoate 指出这些术语没有体现对疾病总体的区别,因为它们肉眼和镜下表现多种多样并且相互交叉。他将这一组病变统称为慢性外阴营养不良。

国际外阴疾病研究学会(ISSVD)建议旧的术语"营养不良"应由一种新的病理学分类"皮肤和粘膜上皮的非瘤样病变"代替。在所有病例中,诊断有赖于疑似病变的活检,这在亮光的辅助下通过仔细检查外阴可以满意的检查到病变,如果有必要,可以借助放大镜。

这些非瘤样上皮病变的恶性潜能很低,尤其现在非典型的病变分类为外阴上皮内瘤样病变(VIN)。但是,苔藓样硬化伴有增生的患者风险较高。

二、外阴上皮内瘤样病变

如外阴营养不良一样,VIN 的命名一度存在混淆。曾经用过 4 个主要的术语:Queyrat 增殖性红斑、Bowen 病、单纯性原位癌和 Paget 病。1976 年,ISSVD 宣布前三种病变仅仅是同一种疾病的不同的大体表现,所有这些都应该纳入鳞状细胞原位癌(0 期)这一术语之下。1986年,ISSVD 建议使用外阴上皮内瘤样病变这一术语。

VIN 根据细胞成熟度、核异型性、成熟障碍以及有丝分裂活性分为 1 级(轻度不典型增生)、2 级(中度不典型增生)或 3 级(重度不典型增生或者 CIS)。在 VIN1,不成熟细胞、细胞结构紊乱以及有丝分裂活跃主要发生在上皮下 1/3,而在 VIN3,胞浆少、重度染色体改变的不成熟细胞占据了大部分的上皮。角化不良细胞和有丝分裂相发生在表皮层。VIN2 的表现介于 VINI 和 VIN3 之间。HPV 感染引起的细胞病理学改变,如胞浆内病毒蛋白引起的核周空泡以及核异位、细胞边缘增厚、双核以及多核化都常见于 VIN 的表层,尤其是 VIN1 和 VIN2的表层。这些病毒改变不是瘤样病变的明确证据。多数外阴湿疣与 HPV-6 和-11 有关,而分子技术检测在超过 80% 的 VIN 病变种都可检测到 HPV-16。

VIN3 可以是单灶或者是多灶性的病变。典型的多灶性的 VIN3 表现为大阴唇上多个小的色素沉着病变。一些 VIN3 病变融合,延伸至后阴唇系带,累及会阴组织。Bowen 样丘疹

（Bowen 样不典型增生）这一术语已用来描述从 1 级到 3 级的多灶性 VIN 病变。临床上 Bowen 样丘疹的患者表现为多个小的色素沉着丘疹（见于 40％的患者），其直径通常小于 5mm。该病的绝大多数患者为 20 多岁，一些为孕妇。分娩后，病变可以自然消退。但是，ISS-VD 已经不再推荐使用 Bowen 样丘疹这一术语了。

三、外阴 Paget 病

在 James Paget 提出以他名字命名的乳房 Paget 病后 27 年，有人提出了乳房外 Paget 病（AIS）。一些外阴 Paget 患者有潜在的腺癌，尽管准确的发生率还很难确定。

（一）组织学

多数外阴 Paget 病是上皮内。由于这些病变表现为顶浆分泌，故认为恶性细胞是从未分化的基底细胞分化而来，它在肿瘤发生的过程中转化为附加类型的细胞。这些"转化细胞"在上皮内蔓延，穿透鳞状上皮后可能到达附加类型的细胞。现认为绝大多数汗腺、巴氏腺或者肛门直肠有潜在的浸润性癌的患者中，恶性细胞是穿过皮肤导管样结构迁移，到达表皮层的。在这些病例中，可以发生局部淋巴结和其他部位的转移。

Paget 病必须与表皮播散性黑色素瘤相鉴别。所有的切片都应用不同的染色方法进行彻底的研究，特别是周期性 Acid-Schiff（PAS）和粘酸胭脂红染色。粘酸胭脂红染色通常在 Paget 病细胞中为阳性，而在黑色素瘤中常为阴性。

（二）临床表现

Paget 病患者主要为绝经后白人妇女，症状表现主要为外阴瘙痒和酸痛。这些病变大体为湿疹样表现，通常开始于外阴生毛发部位病变可以延伸到阴阜、大腿和臀部。累及直肠、阴道或者尿道的粘膜。范围较广的病变通常呈隆起，且质地柔软。

约 4％的乳房外 Paget 病患者中同时或者异时的第二原发瘤，这发生率比过去认为的少。在宫颈、结肠、膀胱、胆囊和乳腺都有伴发肿瘤的报道。当累及肛门粘膜时，则通常有潜在的直肠腺癌。

四、治疗

1.VIN

VIN3 的治疗方法从广泛的切除术到外阴表浅或皮肤切除变化很大。尽管外阴 CIS 最初的推荐治疗是广泛切除术，但是常常由于担心这一病变为癌前病变从而导致表浅性外阴切除术的广泛应用。因为这种进展相对少见，发生于 5％～10％的患者中，故不主张广泛性手术切除。许多 VIN3 病变发生于绝经前妇女，因而这一点尤为重要。

VIN3 可选择的治疗为：简单切除、激光消融和植皮或者不植皮的表浅外阴切除。

小病灶的切除术有很好的疗效，其优点在于能提供组织标本。尽管多灶性或者广泛病变可能难以用这种方法治疗，但它依然提供了最具有美容效果的手段。重复切除术通常是必须的，虽然不采用外阴切除术，却通常一样能完成。

二氧化碳激光可用于治疗多灶病变，对于单灶病变不是必须的。其缺点在于疼痛、花费高并且不能提供组织学标本。

表浅的外阴切除术适用于广泛的和复发性 VIN3。手术的目的是清除所有的病变并且保留尽量多的正常外阴组织。如果可能的话，应尽量保留外阴前部和阴蒂。一些患者病变累及肛门,也必须切除。手术必须首先保证能闭合外阴缺损,如果切口太广泛无法闭合外阴缺损时,可行植皮术。所需的植皮可以从大腿或者臀部取得,但是后者疤痕更容易隐藏。

2.Paget 病

不像鳞状细胞 CIS 那样组织学程度常与肉眼所见紧密相关,Paget 病通常要超出肉眼所见的范围。这种延伸导致手术边缘阳性,并且经常局部复发,除非行广泛局部切除术。潜在的腺癌临床上常较明显,但是并不总是发生;因此,应切除潜在的真皮组织以保证足够的组织学检查。由于这个原因,激光治疗不适用于治疗原发 Paget 病。如果存在潜在的浸润癌,治疗方法应用于外阴鳞状细胞癌。治疗通常需要根治性外阴切除术和至少行病变同侧的腹股沟淋巴结清扫术。

尽管至少有一篇报道复发 Paget 病中发现潜在的腺癌,复发病变几乎都在原处。总的来说,外科手术切除是治疗复发病变的合理方法。

第六章 病理妊娠

第一节 流 产

妊娠不足 28 周、体重不足 1000g 而终止妊娠者称为流产。妊娠 12 周末前终止者称早期流产,妊娠 13 周至不足 28 周终止者称为晚期流产。

因自然因素导致的流产称为自然流产。自然流产率占全部妊娠的 10％～15％,其中 80％以上为早期流产。按流产发展的不同阶段又可分为四种临床类型,分别为先兆流产、难免流产、不全流产和完全流产。此外,尚有 3 种特殊情况包括:稽留流产,即指宫内胚胎或胎儿死亡后未及时排出者;习惯性流产指连续自然流产 3 次或 3 次以上者;以及流产合并感染。

【诊断与鉴别诊断】

(一)临床依据

1.先兆流产

病史停经后阴道少量流血,伴或不伴下腹痛或腰骶部胀痛,体格检查阴道及宫颈口可见少量血液,宫颈口未开,无妊娠物排出,子宫大小与停经时间相符。辅助检查血、尿 hCG 升高,B超显示宫内见妊娠囊。

2.难免流产

在先兆流产基础上阴道流血增多,腹痛加剧,或阴道流液胎膜破裂。体格检查阴道内多量血液,有时宫颈口已扩张,见部分妊娠物堵塞宫口,子宫大小与停经时间相符或小。辅助检查血 hCG、孕激素不升或降低,B超显示宫内可见妊娠囊,但无胚胎及心管搏动。

3.不全流产

难免流产发生部分妊娠物排出宫腔或胚胎(胎儿)排出宫腔后嵌顿于宫颈口。影响子宫收缩而大量出血。因此,病史阴道大量流血,伴腹痛,甚至休克。体格检查阴道可见大量血液及宫颈管持续血液流出,宫颈口有妊娠物堵塞,子宫小于停经时间。

4.完全流产

有流产症状,妊娠物已排出。病史阴道流血减少并逐渐停止,体格检查阴道及宫颈口可见少量血液,宫颈口闭合,子宫大小接近正常。辅助检查血、尿 hCG 明显降低,B超显示宫内无妊娠物。

5.稽留流产

先有早孕症状后减轻,有或无先兆流产的症状。体格检查子宫大小比停经时间小。辅助检查血 hCG、孕激素降低,B超显示宫内可见妊娠囊,但无胚胎及心管搏动。

6.习惯性流产

指连续自然流产 3 次或 3 次以上者。临床经过同一般流产。

7.流产合并感染

病史常发生于不全流产或不洁流产时,有下腹痛、阴道恶臭分泌物,可有发热。体格检查阴道、宫颈口可有脓性分泌物,宫颈摇摆痛,子宫压痛。严重时引发盆腔腹膜炎、败血症及感染性休克。辅助检查:血常规显示白细胞增高,C 反应蛋白高等感染指标上升。

（二）检查项目及意义

（1）B 超:测定妊娠囊的大小、形态、胎心搏动,可辅助诊断流产类型及鉴别诊断。

（2）血 hCG 水平:连续测定血 β-hCG 水平的动态变化,有助于妊娠的诊断和预后判断。

（3）血常规、血凝等。

（4）其他相关性检查

1）孕激素的连续监测也有助于判断妊娠预后。

2）针对流产合并感染应行红细胞沉降率、CRP、宫腔分泌物培养等相关检查。

3）稽留流产患者应行凝血功能检测。

4）习惯性流产患者应行夫妇双方染色体核型、TORCH、甲状腺功能检测等相关检查。

（三）诊断思路和原则

1.病史

停经史;早孕反应及出现时间;阴道流血量和时间;腹痛部位及性状;有无组织物排出;阴道分泌物有无异味;有无发热、晕厥等表现;既往病史（内分泌疾病史、流产史、生殖器官疾病或手术史）等。

2.体格检查

生命体征;有无贫血和急性感染征象;妇科检查。

3.辅助检查

（1）B 超:测定妊娠囊的大小、形态、胎心搏动,可辅助诊断流产类型及鉴别诊断。

（2）血 hCG 水平:连续测定血 β-hCG 水平的动态变化,有助于妊娠的诊断和预后判断。

（3）血常规、血凝等。

（4）其他相关性检查:①孕激素的连续监测也有助于判断妊娠预后;②针对流产合并感染应行红细胞沉降率、CRP、宫腔分泌物培养等相关检查;③稽留流产患者应行凝血功能检测;④习惯性流产患者应行夫妇双方染色体核型、TORCH、甲状腺功能检测等相关检查。

【治疗方案及选择】

（一）先兆流产

1.一般处理

嘱患者卧床休息、严禁性生活,保持足够的营养供应及情绪稳定,同时予心理治疗。

2.药物治疗

（1）黄体功能不足者可予黄体酮 20～40mg 肌内注射,每日一次。

（2）在 IVF-ET 患者出现早期流产征象时也可同时加用 hCG。

（3）维生素 E 对黄体功能不足也有一定治疗作用。

（4）甲状腺功能低下者可口服小剂量甲状腺素。

（二）难免流产

一旦确诊,应及时行清宫术排出胚胎及胎盘组织,刮出物送病理学检查。

（三）不全流产

在输液、输血同时立即行刮宫术或钳刮术,并给予抗生素预防感染。

（四）完全流产

行 B 超检查,如无感染,可不予特殊处理。

（五）稽留流产

(1)行凝血功能检测:如有异常,予纠正后再行清宫术。

(2)因稽留流产时胎盘组织常与子宫壁致密粘连,清宫前应予口服倍美力片 0.625mg,每次 5 片,每日 3 次,以期提高子宫肌对缩宫素的敏感性。

(3)手术中应行 B 超监测。

(4)如粘连致密、手术操作困难,为避免子宫穿孔等并发症,不可强求一次清宫彻底,必要时可 5～7d 行二次清宫术或行宫腔镜下电切割术。

(5)中期妊娠稽留流产也可考虑行 B 超引导下利凡诺尔羊膜腔内注射引产,继行清宫术。

(6)手术前给予米索可有助于软化宫颈及促进子宫收缩。

(7)术后应给予人工周期药物以促进子宫内膜修复。

（六）习惯性流产

1.病因检查

反复自然流产患者妊娠前应做的相关检查。

(1)女性生殖器:应做详细的妇科检查,注意有无子宫内口松弛、陈旧性裂伤、子宫轮廓是否规整、有无子宫发育不良、子宫畸形、子宫肌瘤、附件肿瘤等;疑有宫腔异常者,可行超声、HSG、诊断性刮宫或宫腔镜等相关检查,排除子宫纵隔、宫腔息肉、黏膜下肌瘤、宫腔粘连等,并取子宫内膜组织送病理学检查;宫颈内口功能不全借助于宫颈内口探查术或 HSG 多可明确诊断;疑有子宫畸形不能确定者可行腹腔镜检查。

(2)内分泌功能检测:BBT、激素水平测定、超声监测卵泡发育和排卵的情况、经前子宫内膜组织活检、宫颈黏液检查、阴道脱落细胞学检查等;此外,还应行甲状腺功能的检测,有糖尿病史者尚需行空腹血糖和(或)OGTT。

(3)染色体检查:检测夫妇双方的染色体核型,如有可能,同时行流产清宫刮出物或排出物的染色体核型检测。

(4)免疫学检查:夫妇双方的血型[如女方为 O 型而男方为非 O 型,则需测定抗 A 抗体和(或)抗 B 抗体];检测夫妇血液中抗精子抗体;HLA 位点抗原;混合淋巴细胞试验(MLK)等。

(5)Torch 全套检查:弓形虫、支原体检测;病毒学检测:单纯疱疹病毒Ⅱ(HSV-Ⅱ)、风疹病毒(RUV)、巨细胞病毒(CMV)。

(6)精液检测:排除母体严重营养不良、过度吸烟饮酒等不良嗜好以及不良环境因素如长期接触有毒化学物质或放射线等。

2.治疗

(1)对症处理:①对有宫颈内口松弛者于停经 14～16 周行宫颈内口环扎术;②积极处理子

宫纵隔、子宫肌瘤、宫腔息肉、宫腔粘连等相关疾病。

（2）药物治疗：习惯性流产患者确诊妊娠后，可常规注射 hCG 3000～5000U，隔日一次，直至妊娠 8 周后停止。

（3）免疫治疗：①有学者对不明原因的习惯性流产患者行主动免疫治疗；②女方抗精子抗体滴度达 1：32 或更高者，应行避孕套避孕 3～6 个月，以避免抗精子抗体继续产生，如抗体滴度持续不下降，可采用免疫抑制药如小剂量泼尼松片治疗；③男方抗精子抗体滴度达 1：32 或更高者也应采用免疫抑制治疗。

3.流产合并感染

（1）应以迅速控制感染和尽快清除宫腔内感染组织为目的。

（2）宜据病情严重程度及辅助检查选择合适的抗生素，并尽早施行清宫手术，手术前应先给予抗生素并使血中药物浓度达到有效水平。

（3）在以上治疗的同时，积极予以支持治疗以改善患者的一般情况、增强抵抗力和提高患者对手术的耐受能力。

【病情与疗效评价】

（1）流产类型不同，临床表现也不同。详细的病史是病情判断的关键。

（2）生命体征、阴道流血量，以及妇科检查。

（3）动态妊娠试验和 B 型超声检查。

（4）血常规、血凝、CRP、血生化等实验室检查。

先兆流产经治疗后如阴道流血等症状未加重，一般一周一次评价疗效，复查血 hCG 和 B 超。直到症状消失，B 超提示胎儿存活，表示可继续妊娠。如症状加重，B 超提示胚胎发育不良，血 hCG 不升或下降，表明流产不可避免，应及时终止妊娠。

难免流产术后两周内如仍有阴道流血，需行 B 超检查了解有无妊娠物残留。手术后如月经有异常或停经者要告知及时检查。警惕宫腔粘连。

【医疗文件书写要点】

要充分体现病人的知情权。在流产的药物治疗或手术治疗后夫妇需要同等的心理支持。

第二节 早 产

早产是指从末次月经第一日开始计算，妊娠满 28 周而不足 37 周分娩者。此期间分娩的新生儿为早产儿。早产儿与低出生体重儿不同，早产儿取决于孕龄，低出生体重儿取决于出生时体重。低出生体重儿分为三个等级：低出生体重儿≤2500g；极低体重儿≤1500g；超低体重儿（ELBW）≤1000g，新生儿的孕龄与体重之间的关系十分重要，凡出生时体重低于同龄儿的第百分之十位数（10th％）者称为小于孕龄儿（SGA）。低体重儿、小于孕龄儿与早产有一定关系，临床上应予重视。早产的发生率为 5％～15％，是新生儿死亡的首位原因，比足月儿死亡率高 11～16 倍。

一、病因

近年来对早产的病因学研究取得了较大的进展,但仍有部分患者发生早产的原因不明确。

1.感染

绒毛膜羊膜感染是早产的重要原因,感染的来源是宫颈及阴道的微生物,部分来自宫内感染。其病原菌包括需氧菌及厌氧菌、沙眼衣原体、支原体等。不少报告认为在需氧菌中β链球菌及厌氧菌中的类杆菌是导致感染的常见菌种。支原体中解脲支原体是常见的病原体。近年来关于感染和发生早产之间的机制研究较多,由于对各种细胞活性因子的不断发现,不少学者通过各种白细胞介素(IL)及肿瘤坏死因子(TNF)来研究感染对胎膜、蜕膜的作用。其作用机制为细菌的内毒素在羊水中可以激活各种细胞活性因子的释放,同时促使前列腺素合成的增加,前列腺素增加导致子宫收缩。母亲全身性感染如流行性感冒、风疹、急性尿路感染均可导致早产。

2.胎膜早破

破膜后羊水流出,宫腔内压力降低,诱发宫缩而导致早产。感染是导致胎膜早破的重要因素。宫颈及阴道穹窿部的微生物可以产生蛋白水解酶,水解宫颈口附近胎膜的细胞外物质,使组织张力强度降低,胶原纤维Ⅲ减少,膜的脆性增加。细菌产生的内毒素也有诱导产生前列腺素(PG)的作用,PG的增加导致子宫收缩,在宫内压力增强、局部张力强度降低及脆性增加的情况下,可以发生胎膜早破。早产常与胎膜早破合并存在,胎膜早破常使早产不可避免。随着破膜时间的增长,原已存在的感染或破膜后的上升性感染可导致绒毛膜羊膜炎,胎儿发生感染的可能也随之增加。

3.子宫颈功能不全

子宫颈功能不全包括:①先天性宫颈平滑肌发育缺陷,纤维组织少,子宫颈丧失其正常的承受能力;②前次分娩宫颈内口损伤,使宫颈的结缔组织的连续性及完整性受到破坏。由于上述原因,在妊娠中期以后,宫颈管逐渐消退,宫口逐渐扩大,羊膜囊逐步向外突出,最终因张力过大而致胎膜早期破裂,终于早产。

4.子宫发育不全

子宫畸形常导致早产,如单角子宫、双子宫、子宫纵隔、马鞍形子宫均可因发育不良而导致晚期流产或早产。

5.子宫过度膨胀

双胎或多胎及羊水过多均可使宫腔内压力升高,以致提早临产而发生早产。

6.妊娠合并症及妊娠并发症

如妊娠高血压综合征、妊娠期肝内胆汁淤积症(ICP),前置胎盘、胎盘早剥、妊娠期糖尿病、妊娠合并肝炎等,病情严重,危及母亲及胎儿时,必需及早终止妊娠,故亦为早产的原因。

二、诊断

1.临床症状及体征

(1)先兆早产:出现宫缩,其宫缩间歇时间已在10min以内,有逐渐缩短的趋势,收缩时间持续在20~30s,并有逐渐延长的倾向,为先兆早产,应注意与生理性Braxton-Hick宫缩相鉴别。

（2）早产：出现规律宫缩，若阴道有血性分泌物排出，则可确定诊断。子宫颈口进行性扩张至 2cm，早产可以确定。如规则的宫缩不断加强，子宫颈口扩展至 4cm 或胎膜破裂，则早产已不可避免。

2.实验室检查

胎儿纤维结合素（fFN）的测定在早产诊断中有重要作用。当发生宫缩后，为明确是否有先兆早产，可用宫颈或阴道黏液测定 fFN，fFN＞50ng/ml 为阳性。如有宫缩而 fFN 试验为阳性，则 83％发展成早产，阴性者仅 19％发展成早产。

3.宫缩电子监护仪

能够准确描记宫缩情况。

三、处理

妊娠≤35 周，胎儿存活，无宫内窘迫，无畸形，胎膜未破，孕妇无严重的合并症与并发症，子宫颈口扩张＜4cm 者，应抑制宫缩，积极保胎，尽量延长孕周。

1.卧床休息

卧床休息以减少宫缩。取左侧卧位可增加子宫胎盘血流量，改善胎儿供氧，减少围生儿死亡。

2.避免检查

应避免阴道检查和肛查，减少腹部检查。禁止性生活。

3.应用宫缩抑制药

（1）β肾上腺素能受体兴奋药

1）抑制子宫收缩的机制：β肾上腺素能受体分为 β_1、β_2 两型，β_1 型受体的介导可能使心率加快，心脏收缩力增强，促进脂肪分解，而 β_2 型受体则介导子宫、支气管及小动脉的平滑肌松弛。

当β型肾上腺素能受体兴奋药与肌细胞膜外表面的β型肾上腺素能受体相互作用后，激活位于细胞膜内面的腺环化酶，它又激动三磷酸腺苷转变成环腺苷酸（cAMP），cAMP 的浓度增加，启动蛋白质磷酸根转移酶的活化，导致特异的膜蛋白的磷酸化作用，该过程通过两个途径使子宫松弛：a.细胞内自由钙离子减少；依赖 cAMP 的蛋白质磷酸根转移酶的激活导致蛋白质的磷酸化，同时启动钠泵，Na^+ 泵出细胞，K^+ 则进入细胞，这也部分地解释了在使用 β_2 型肾上腺素能受体兴奋药后，血钾降低，Na^+ 梯度的增加，加速 Na^+/Ca^{2+} 交换率，导致 Ca^{2+} 从细胞浆外流，以及肌质网内 Ca^{2+} 的增加；b.直接抑制肌球蛋白轻链磷酸根转移酶的活化导致环腺苷酸酶介导的磷酸化。

2）常用药物：利托君，150mg 加于 5％葡萄糖液 500ml，稀释为 0.3mg/ml 的溶液行静脉滴注，滴速保持在 0.15～0.35mg/min，待宫缩抑制后至少持续滴注 12h，再改为口服 10mg，每小时 1 次。沙丁胺醇（舒喘灵），通常首次 4.8mg 口服，以后每 8 小时口服（2）4～4.8mg，直至宫缩消除时停药。

3）β肾上腺素能受体兴奋药的副作用：此类药物使用时同时兴奋 β_1 受体，部分孕妇出现心率增快，血压下降，血糖升高等不良反应，所以用药期间应监测心率、血压、胎儿心率，适时检测血糖、血电解质情况。停药指征：孕妇心率≥140 次/分，胎心率≥180 次/分，孕妇收缩压降至

90mmHg。对妊娠期糖尿病、电解质紊乱及使用排钾利尿药患者应慎用。

（2）硫酸镁：硫酸镁至今仍是广泛应用于抑制子宫收缩的传统药物。镁离子通过抑制神经肌肉接头处乙酰胆碱的释放和直接抑制子宫肌肉收缩起到治疗早产的作用。用法：先以 10% 硫酸镁 40ml 加 25% 葡萄糖液 10ml 快速静脉滴注，以后用 25% 硫酸镁 60ml 加 5% 葡萄糖液 1000ml 缓慢静脉点滴，速度为 2g/h，以子宫收缩被抑制为宜。用药过程中注意呼吸、尿量、膝腱反射。如呼吸<16 次/分、尿量<25ml/h、膝腱反射消失时应停药。出现镁中毒可静脉缓慢推注 10% 葡萄糖酸钙 10ml。

（3）前列腺素合成酶抑制药：通过抑制前列腺素的合成，对抗前列腺素的子宫收缩和宫颈软化作用。常用的有吲哚美辛、阿司匹林、保泰松等。现证明吲哚美辛有使胎儿动脉导管早闭和羊水过少的作用，不应长期应用，尤其孕周较小时。

（4）钙拮抗药：抑制钙进入子宫肌细胞膜，抑制缩宫素及前列腺素的释放，达到治疗早产的效果，常用硝苯地平（心痛定），一般首剂 30mg，90min 后仍有宫缩，再给予 20mg。若子宫收缩被抑制，口服维持量 20mg，每 8 小时 1 次。用药期间注意观察血压及心率等情况。

四、促进胎儿肺成熟

34 周前的先兆早产或早产，需给孕妇糖皮质激素。一般用地塞米松 10mg，每日 1 次肌注，连用 2～3d；或用倍他米松 12～24mg 肌注，每日 1 次，连用 2d，以促进胎儿肺成熟，预防新生儿呼吸窘迫综合征。

五、抗生素的应用

在早产发生原因的探讨中可以看到感染问题已经日益受到重视，不少学者已在早产前即给予孕妇以抗生素以期改善产妇及新生儿的预后，可以减少新生儿肺炎、坏死性小肠炎的发病率。因此，可考虑在产前应用抗生素，目前应用较多的是氨苄西林。

六、产时处理

产时应加强对胎儿的监护，尽量避免胎儿窘迫的发生，分娩时应行会阴侧切预防新生儿颅内出血。如已确诊宫内感染，短期内不能分娩时应使用抗生素并及时剖宫产结束妊娠。对早产儿应加强护理。

七、预防

1.加强孕期宣传教育

注意卫生，防止感染，孕晚期要减少性生活。

2.早期处理阴道感染

在某些人群中至少 40% 的早产与阴道感染有关，例如滴虫性阴道炎，解脲支原体及各类细菌性阴道炎都有可能启动各类细胞活性因子的产生以致发生早产，因此及早治疗阴道炎症是十分重要的。

3.fFN 测定

fFN 测定的应用已从诊断发展到预测。宫颈黏液 fFN 测定，如>50ng/ml 为阳性。结合观察宫缩如每小时多于 2 次者为阳性，其敏感度、特异性均佳，阴性预测值更高，如两者结合，即 fFN 测定和宫缩监测两者结合，准确度更高。

4.B超测定宫颈

宫颈成熟是临产的重要条件之一。如宫颈本身发育过短也将导致早产,因此近年来用B超对宫颈测量以预测早产可能的研究较多,其方法有经腹部或经阴道两种,最近尚有经会阴预测者,测量内容有宫颈长度、宫颈内口扩张度等。

5.有高危因素者

多胎妊娠、fFN试验阳性、宫颈长度短者等,妊娠晚期应多卧床休息,取左侧卧位更好,禁止性生活,在自觉有过多宫缩时,立即去医院检查。

6.宫颈关闭不全的处理

宫颈关闭不全者可于孕14～16周行手术治疗。

(1)手术指征:有晚期流产、早产史合并宫颈陈旧裂伤达穹隆者;或非孕期宫颈扩张器7号进入宫颈内口无阻力者;或宫颈阴道段短于0.5cm或缺如者;中期妊娠B超发现宫颈内口扩张羊膜囊楔形嵌入宫颈管者及多胎妊娠。

(2)手术方法:①宫颈环扎术,如Shirodkar法、McDonald法及Cautifaris法。②宫颈对合缝合法,适用于宫颈短或缺如、裂伤。

第三节 过期妊娠

过期妊娠是指平时月经周期规则,此次妊娠达到或超过42周者。过期妊娠的发生率占妊娠总数的3.5%～17%。过期妊娠中胎盘功能正常者称生理性过期,占过期妊娠的60%～80%,胎盘功能减退者称病理性过期,占过期妊娠的20%～40%。过期妊娠围生儿发病率及死亡率明显增高,并随妊娠延长而增加。初产妇过期妊娠胎儿较经产妇胎儿危险性增加。近年来,由于产前及新生儿阶段监测及处理的进步,围生儿死亡率已有明显下降,但在过期妊娠,其剖宫产率、胎儿窘迫率、羊水污染率、产程延长的发生率以及新生儿神经损伤均明显高于正常妊娠期分娩的新生儿和产妇。

一、病因

分娩的发动机制是一个复杂的问题,目前尚不完全清楚。因此过期妊娠的病因亦不肯定。发动分娩的任何一个环节出现障碍,均可造成过期妊娠。现认为过期妊娠与下列因素有关:

1.雌激素水平低

虽然临产的机制十分复杂,但血中雌激素水平的高低与临产有密切关系,过期妊娠可能与血雌激素水平过低有关。例如①无脑儿:胎儿无下丘脑,使垂体-肾上腺轴发育不良,胎儿肾上腺皮质所产生的雌二醇及雌三醇的前身物质,16α-羟基硫酸去氢表雄酮(16α-OH-DHEAS)减少,因此,血中雌激素水平亦不高,在自然临产组中过期妊娠发生率为28%。②胎盘硫酸酯酶缺乏:是一种罕见的伴性隐性遗传病,患者虽然胎儿肾上腺产生了足量的16α-OH-DHEAS,但由于缺乏胎盘硫酸脂酶,无法将这种活性较弱的脱氢表雄酮转变成雌二醇及雌三醇,以致发生过期妊娠。

2.内源性前列腺素和雌二醇分泌不足而致孕酮水平增高

有学者认为过期妊娠系雌孕激素比例失调导致孕激素优势,抑制前列腺素和缩宫素,使子宫不收缩,延迟分娩发动。

3.头盆不称时

由于胎先露部对宫颈内口及子宫下段的刺激不强,容易发生过期妊娠,这是较多见的原因。

4.遗传

有少数妇女的妊娠期较长,多次妊娠均出现过期妊娠,有时尚见于一个家族,说明这种倾向可能与遗传有关。

5.排卵延迟或胚胎种植延迟

可导致过期妊娠。

二、胎盘及胎儿的病理改变

1.胎盘

过期妊娠的胎盘可分为两种类型,一种是胎盘功能正常,胎盘外观和镜检均与足月妊娠胎盘相似。胎盘重量可略有增加,另一种是胎盘功能减退,胎盘出现退行性变化。胎盘绒毛内毛细血管减少,绒毛间质纤维化,合体滋养细胞结节增多,纤维蛋白坏死绒毛增多,使胎盘血供下降,导致胎儿缺血、缺氧。

2.羊水

过期妊娠时,羊水量明显减少,可减至 300ml 以下;由于胎盘功能低下,胎儿慢性缺氧,使肠蠕动增加,而肛门括约肌松弛,羊水被胎粪污染。

3.胎儿

(1)正常生长:过期妊娠且胎盘功能正常者,胎儿继续生长,体重增加,成为巨大胎儿,颅骨钙化明显,不易变形,难产率增加。

(2)成熟障碍:由于胎盘功能减退,胎盘血流不足以致缺氧及营养供应缺乏,胎儿不易再继续生长发育,出现成熟障碍综合征。成熟障碍综合征可分为 3 期。

第Ⅰ期:由于缺乏皮下脂肪,四肢细长,皮肤干而皱褶,类似羊皮纸,胎脂及胎毛少,指甲少,新生儿表现营养不良,但无胎粪的污染,颅骨硬,但面容反应尚机敏。

第Ⅱ期:新生儿表现为第Ⅰ期,但伴有含胎粪的羊水,胎粪可以沾染皮肤、胎盘、胎膜和脐带的表面,但无黄染的表现。

第Ⅲ期:新生儿表现如第Ⅰ期,除有胎粪沾染外,新生儿指甲、皮肤黄染、胎盘、胎膜及脐带表面均染成黄绿色。

(3)胎儿宫内发育迟缓小样儿可与过期妊娠并存,后者更增加胎儿的危险性。

(4)胎儿宫内吸入胎粪,使新生儿出生时呼吸困难、持续性缺氧、吸入性肺炎、持续缺氧状态,还可发生中枢神经系统的损害。

(5)胎盘功能低下,可致胎儿宫内缺氧,如胎心改变,羊水减少,胎心电子监护正常,胎盘功能生化检测异常,脐动脉血活检测异常等。

三、诊断

1.核对孕周

月经规律,周期为 28～30d 者,妊娠≥42 周;月经不规律者,以基础体温升高时为受孕日计算孕周，≥40周；月经不规律，未测基础体温者，根据早孕反应出现的时间、胎动时间及孕早期检查子宫大小或20周前B超检查的胎儿大小推算预产期，超过预产期2周以上者，可诊断为过期妊娠。

2.辅助检查

重点监测胎盘功能及胎儿大小及生长发育情况。

（1）胎动计数：过期妊娠胎动多少是胎儿在宫内状态的重要指标。孕妇每天上午8:00～9:00，下午2:00～3:00，晚上7:00～8:00，静坐计算胎动次数，然后将三段时间胎动次数相乘4，代表12h内胎动次数，如<10次，提示有可能胎儿宫内缺氧，应即告知医务人员。

（2）尿雌三醇含量和雌三醇/肌酐（E/C）比值测定：每周检测2～3次。24h尿雌三醇<10mg，或E/C比值<10，或下降50%为胎盘功能低下。

（3）人胎盘泌乳（hPL）：正常hPL随孕周的增加而增加，36周达高峰，37周后逐渐下降。孕末期hPL<4mg/L表现胎儿危险。

（4）妊娠特异性β_1糖蛋白（SP_1）：SP_1于孕4周始增加，孕38周达高峰，39周稍下降，维持到分娩。过期妊娠时SP_1随孕周的增加而下降，需动态观察。

（5）无应激试验（NST）及宫缩应激试验（CST）：每周行NST检查2次，无反应者行CST。CST阳性表明胎儿窘迫。过期妊娠者需每日行NST 1次，如有需要，NST观察时间可延长至60min。

（6）生物物理评分（BPS）：包括NST、胎儿呼吸运动（FBM）、胎动（FM）、胎儿肌张力（FT）、羊水量（AFV）5项，每项2分。5项指标中的4项（除羊水量）反映胎儿神经系统对各种生物物理活动的调节功能。5项中羊水量是胎儿缺氧的敏感指标。如NST和AFV两项正常，不必处理。而AFV单项减少时，即使其他指标正常，也应作为终止妊娠的指征。AFV减少标准是羊水池深度<(2)0cm或羊水指数（4个羊水池最大径线值相加）≤5cm。

（7）羊膜镜检查：羊水浑浊有胎粪者考虑胎盘功能不良，胎儿宫内窘迫。羊膜镜检只适用于宫颈已开大，胎膜完整者。

（8）胎儿大小及生长情况估计：由于大部分过期妊娠的胎盘功能属正常范围，胎儿仍在生长，胎儿常偏大。用B超测量胎儿各有关径线值以了解胎儿大小情况。如胎儿双顶径、股骨长、小脑横径、胸围、腹围等，现在常采用多个变量的计算方式来更准确地估计胎儿体重。

四、治疗

过期妊娠影响胎儿安危，应避免过期妊娠的发生。国内学者多主张妊娠达41周应终止妊娠。国外有学者主张定期检测胎盘功能，每日NST监测，每周2次B超检查，若胎儿缺氧，需立即终止妊娠。

1.终止妊娠方法

（1）引产：胎盘功能正常，胎心好，OCT（－），宫颈已成熟，无引产禁忌者，可行人工破膜；如羊水较多且清亮者继之以静点缩宫素引产。宫颈不成熟者，先促宫颈成熟，然后行人工破膜及缩宫素引产。引产过程中需严密观察产程进展，监护胎心率，有条件时应采用胎心监护仪持续监护，因为过期妊娠的胎儿对缺氧的耐受力下降，虽然有些胎儿产前监护正常，但临产后宫缩应激力显著增加，可超过胎儿的储备力，导致胎儿宫内窘迫，甚至死亡。为避免缺氧，产程中应充分给氧。静脉滴注葡萄糖液,以增加胎儿对缺氧的耐受能力。

(2)剖宫产:过期妊娠出现胎盘功能低下、胎儿窘迫、羊水过少、巨大儿、引产失败或人工破膜后发现羊水粪染、产程进展缓慢等,需行剖宫手术。

2.过期产儿的处理

胎儿娩出前做好一切抢救准备。胎头娩出后即应清理其鼻腔及鼻咽部黏液和胎粪,必要时行气管插管新生儿气管内羊水和胎粪。新生儿出生后,如有轻度窒息,可面罩给氧;重复窒息清理呼吸道后行气管插管,人工呼吸,脐静脉推注碳酸氢钠、地塞米松纠正酸中毒。必要时行胸外心脏按压,心内注射肾上腺素。

第四节 异位妊娠

一、输卵管妊娠

输卵管妊娠系指受精卵在输卵管内着床发育,是最常见的异位妊娠,约占异位妊娠的 90%~95%。发病部位以壶腹部最多,约占 75%~80%;其次为峡部,再次为伞部,间质部最少。

【诊断标准】

1.病史

有盆腔炎、子宫内膜异位症、不孕史或以往有过输卵管妊娠史。

2.临床表现

(1)停经:80%的患者主诉有停经史,除输卵管间质部妊娠停经时间较长外,大都有 6~8 周的停经史。有少数患者因有不规则阴道流血,误认为月经来潮而自诉无停经史。

(2)阴道流血:常表现为短暂停经后不规则阴道流血,量少,点滴状,一般不超过月经量,色暗红或深褐色,淋漓不净,并可有宫腔管型组织物排出。只有 5%的患者表现为大量出血。

(3)腹痛:95%以上输卵管妊娠患者以腹痛为主诉就诊。早期时常表现为患侧下腹隐痛或酸胀感,当输卵管妊娠流产或破裂时,患者突感下腹一侧撕裂样疼痛,常伴恶心、呕吐。当血液局限于患部,主要为下腹痛;出血多时可引起全腹疼痛,血液刺激横膈,出现肩胛部放射痛。血液积聚在子宫直肠凹陷处时,出现肛门坠胀感。

(4)晕厥和休克:部分患者由于腹腔内急性出血及剧烈腹痛,入院时即处于休克状态,面色苍白、四肢厥冷、脉搏快而细弱、血压下降。休克程度取决于内出血速度及出血量,与阴道流血量不成比例。间质部妊娠一旦破裂,常因出血量多而发生严重休克。

(5)检查:①妇科检查阴道后穹窿饱满,触痛,宫颈有举痛,子宫体稍大,子宫一侧或后方可触及包块,质如湿面团,边界不清楚,触痛明显。②腹部检查有腹腔内出血时,腹部有明显压痛,反跳痛,患侧为重,可以有轻度肌紧张,出血多时叩诊有移动性浊音。

3.辅助检查

(1)尿妊娠试验:如阳性,可辅助诊断,但阴性不能排除输卵管妊娠。

(2)血 β-HCG 测定:是早期诊断异位妊娠的常用手段,β-HCG 在停经 3~4 周时即可显示阳性。胚胎存活或滋养细胞尚有活力时 β-HCG 呈阳性,但异位妊娠时往往低于正常宫内妊娠。

（3）B 型超声检查:已成为诊断输卵管妊娠的主要方法之一。输卵管妊娠的典型声像图如下:①子宫腔内不见妊娠囊,内膜增厚。②宫旁一侧见边界不清、回声不均的混合性包块,有时宫旁包块内可见妊娠囊、胚芽及原始心管搏动,是输卵管妊娠的直接证据。③直肠子宫陷凹处有积液。

文献报道超声检查输卵管妊娠的准确率为 77%～92%。

（4）后穹窿穿刺或腹腔穿刺:疑有腹腔内出血者,可用 18 号长针自阴道后穹窿刺入子宫直肠陷凹,抽出暗红色不凝血为阳性结果。内出血量多,腹部有移动性浊音时,可做腹腔穿刺。若抽出的血液较红,放置 10 分钟内凝固,表明误入血管。当有血肿形成或粘连时,抽不出血液也不能除外异位妊娠的存在。

（5）腹腔镜检查:腹腔镜有创伤小,可在直视下检查,又可同时手术,术后恢复快的特点。适用于早期病例及诊断不明确的病例。但出血量多或严重休克时不宜做腹腔镜检查。

（6）子宫内膜病理检查:适用于阴道出血较多的患者,目的是排除宫内妊娠,病理切片中仅见蜕膜而无绒毛,或呈 A-S 反应;但如内膜为分泌反应或增生期并不能除外输卵管妊娠。

4.鉴别诊断

应与流产、黄体破裂、急性输卵管炎、卵巢囊肿蒂扭转、卵巢异位囊肿破裂及急性阑尾炎相鉴别。

【治疗原则】

1.手术治疗

（1）输卵管妊娠治疗原则以手术为主,一般确诊后即行手术,可根据患者的情况和医院的条件进行开腹手术或腹腔镜手术。

（2）手术方式一般采用输卵管切除术,适用于出血量多、休克患者。对有生育要求的年轻妇女可行保守性手术,保留输卵管及其功能。术后 3～7 天内应复查血 β-HCG,如血 β-HCG 下降不显著,应考虑加用 MTX 治疗。

（3）术后应在切除的输卵管或血液中查找绒毛,如未见,应于术后测定 β-HCG,可疑持续妊娠时,采用甲氨蝶呤(MTX)药物治疗,用法同保守治疗。

（4）自体输血缺乏血源的情况下可采用自体血回输。

2.药物治疗

一般认为符合下列条件者可采用药物治疗。

（1）盆腔包块最大直径＜3cm。

（2）输卵管妊娠未破裂。

（3）患者一般情况好,无明显内出血。

（4）血 β-HCG＜2000IU/L。

（5）B 超检查未见胚胎原始心管搏动。

（6）肝、肾功能及血红细胞、白细胞、血小板计数正常。

（7）无 MTX 禁忌证。

3.用药方法

(1)全身用药:常用甲氨蝶呤。

①单次给药:MTX 剂量为 $50mg/m^2$,肌内注射 1 次,可不加用四氢叶酸,成功率达 87% 以上。

②分次给药:MTX 1mg/kg,肌内注射,每 1、3、5、7 天隔日 1 次。同时用四氢叶酸 0.1mg/kg,每 2、4、6、8 天隔日肌内注射一次。给药期间应测定血 β-HCG 及 B 超检查。

(2)局部用药:在 B 超引导下或经腹腔镜直视下将甲氨蝶呤直接注入孕囊或输卵管内。

4.用药后随访

(1)单次或分次用药后 2 周内,宜每隔 3 日复查血 β-HCG 及 B 型超声检查。

(2)血 β-HCG 呈下降趋势并转阴性,症状缓解或消失,包块缩小为有效。

(3)若用药后第 7 日血 β-HCG 下降 >15%~≤25%、B 型超声检查无变化,可考虑再次用药(方案同前)。此类患者约占 20%。

(4)血 β-HCG 下降 <15%,症状不缓解或反而加重,或有内出血,应考虑手术治疗。

(5)用药后应每周复查血 β-HCG,直至 β-HCG 值达正常范围。

注意:

①手术应保留卵巢,除非卵巢有病变如肿瘤等必须切除者。同时需仔细检查对侧附件。

②治疗期间需密切观察一般情况,定期测体温、血压、脉搏、腹部体征及妇科阳性体征变化,B 超及尿 HCG 转阴状况,如效果不佳,β-HCG 持续上升,急性腹痛、输卵管破裂时,应及早手术。保守治疗 3 个月后可随访输卵管碘油造影,了解患侧输卵管情况。

二、卵巢妊娠

卵巢妊娠指受精卵在卵巢内着床和发育,发病率占异位妊娠的 0.36%~(2)74%。卵巢妊娠术前诊断困难,一般在术时才得到明确诊断。

【诊断标准】

1.临床表现

(1)临床表现与输卵管妊娠极相似,常被诊断为输卵管妊娠或卵巢黄体破裂。常有宫内节育器避孕史、停经史或不伴早孕现象。

(2)腹痛常表现为下腹隐痛,破裂时往往有剧烈腹痛。

(3)破裂后若伴大量腹腔出血,可出现休克等征象,与输卵管妊娠破裂相同。

(4)检查:①妇科检查宫体正常或稍大,子宫一侧或后方可触及块物,质囊性偏实,边界不清楚,触痛明显。②腹部检查有腹腔内出血者,腹部有明显压痛,反跳痛,叩诊有移动性浊音。

2.辅助检查

(1)尿妊娠试验阳性,但阴性不能除外妊娠。

(2)血 β-HCG 放射免疫测定灵敏度高,有助于卵巢妊娠早期诊断。

(3)超声诊断见子宫增大,宫腔空虚,宫旁有低回声区,如见妊娠囊位于卵巢更可确诊,如已破裂可见盆腔内有积液。

(4)后穹窿穿刺及腹腔穿刺适用于疑有腹腔内出血者,抽出不凝血为阳性。

(5)腹腔镜检查有助于早期诊断,已有腹腔内出血及休克者一般禁忌做腹腔镜检查。

（6）诊断性刮宫排除宫内妊娠，内膜病理应结合病情作出诊断。

3.诊断

（1）双侧输卵管完整，并与卵巢分开。

（2）囊胚位于卵巢组织内。

（3）卵巢与囊胚必须以卵巢固有韧带与子宫相连。

（4）囊胚壁上有卵巢组织。

【治疗原则】

1.疑卵巢妊娠者应立即收住院，密切观察病情变化。

（2）一经诊断就应手术治疗，可根据病灶范围、情况做卵巢楔形切除、卵巢切除或患侧附件切除。可行开腹手术也可行腹腔镜手术。

三、宫颈妊娠

宫颈妊娠系指受精卵在子宫颈管内着床和发育，是一种极为罕见的异位妊娠，多见于经产妇，是严重的病理妊娠情况，不但影响患者的健康，且可危及生命。

【诊断标准】

1.临床表现

（1）停经史伴早孕反应。

（2）持续性阴道流血，量由少到多，也可为间歇性阴道大量出血以致休克。

（3）无急性腹痛。

（4）伴有感染者出现腹痛，体温升高。

（5）妇科检查宫颈变软，呈紫蓝色，不成比例增大，宫颈可大于或等于子宫体的大小，宫颈外口部分扩张，边缘薄，内口紧闭。宫体可增大且硬度可正常。

2.辅助诊断

（1）尿妊娠试验阳性。

（2）B超检查显示子宫增大但宫腔内未见妊娠囊，宫颈管增大，颈管内见妊娠囊。

3.鉴别诊断

易误诊为流产，应注意宫颈特异性改变。

【治疗原则】

（1）可疑宫颈妊娠应即入院治疗。

（2）无出血时可用保守疗法 MTX 为最常用药物，用法同输卵管妊娠保守治疗。

（3）刮宫加宫颈填塞宫颈妊娠出血或药物治疗中出血，应在备血后做刮宫术清除妊娠产物，刮宫后可用纱条填塞宫颈止血。

（4）有条件者可选用宫腔镜下吸取胚胎组织，创面以电凝止血；子宫动脉栓塞。

（5）在患者出现失血性休克的紧急情况下，也可以切除子宫以挽救患者生命。

四、腹腔妊娠

腹腔妊娠是指妊娠位于输卵管、卵巢及阔韧带以外的腹腔内。分原发性及继发性两种，前者系指孕卵直接种植于腹膜、肠系膜、大网膜等处，极为少见。而后者大部分为输卵管妊娠流产或破裂后胚胎落入腹腔，部分绒毛组织继发植入盆腔腹膜或邻近脏器表面，继续发育。腹腔妊娠由于胎盘附着位置异常,血液供应不足,故胎儿不易存活至足月,围产儿病死率高达 90%。

【诊断标准】

1.病史

大多数患者病史中有输卵管妊娠流产或破裂的症状。即停经、腹痛及阴道流血。以后阴道出血停止,腹部逐渐增大。

2.临床表现

(1)孕妇一般无特殊主诉。随着妊娠月份增多腹部逐渐增大,腹痛也日益加重。

(2)有时可有恶心呕吐、嗳气、便秘、腹痛等症状。

(3)患者自感此次妊娠和以往妊娠不同。自感胎动明显,由于胎动孕妇常感腹部极度不适。

(4)如胎儿死亡,妊娠征象消失,月经恢复来潮,腹部随着死胎缩小而相应缩小。

(5)体检:子宫轮廓不清,胎儿肢体甚易触及,胎位多异常以横位或臀位为多;胎心音异常清晰,胎盘杂音响亮;宫颈位置上移,子宫比妊娠月份小,偏于一侧,胎儿位于另一侧。

3.辅助检查

(1)尿妊娠试验阳性。

(2)B 型超声检查宫腔空虚,其旁有一囊性块物,内有胎儿,

(3)X 线检查正位片显示胎儿位置较高,胎体贴近母体腹壁,肢体伸展,有时可见钙化石胎。侧位片如见胎儿骨骼与母体脊柱重叠,对诊断甚有帮助。

【治疗原则】

(1)一旦确诊后应立即手术,术前必须做好输血准备。

(2)胎盘剥离有困难时可仅取出胎儿,以肠线在靠近胎盘处结扎脐带,让胎盘留在腹腔内,经过一段时间后,多可逐渐吸收。

(3)如胎盘附着在输卵管、阔韧带和子宫、大网膜等处可连同附着脏器一并切除。

(4)术后应加用抗生素,控制感染,特别是胎盘未取出者。

五、剖宫产瘢痕部位妊娠

剖宫产瘢痕部位妊娠(CSP)是剖宫产术后的一种并发症。从 20 世纪 50 年代以来,剖宫产术一般均采用子宫下段式式,子宫下段切口瘢痕妊娠的位置相当于子宫峡部并位于子宫腔以外,严格地说是一种特殊部位的异位妊娠。1978 年 Larsen 报道第 1 例剖宫产瘢痕部位妊娠,近年来随着我国剖宫产率的上升,发生率明显上升,目前发生率已达 1/1800~1/2216,已超过宫颈妊娠的发生率。

【诊断标准】

1.病史

有剖宫产史,发生瘢痕部位妊娠的原因虽然尚未完全清楚,但显然与剖宫产切口愈合不良有关。发病相关因素有:多次剖宫产史;瘢痕部位愈合不良。

2.临床表现

(1)有停经史,发病一般在 5~6 孕周。

（2）早期症状不明显,约 1/3 患者可无症状,少数在常规做 B 超检查时发现为 CSP。

（3）阴道流血大部分患者于停经后有少量阴道流血,亦有少数患者一开始即有大量阴道流血,部分阴道少量流血的患者尚伴有轻度至中度的下腹痛。

（4）少数 CSP 患者可能持续到妊娠中期,甚至妊娠晚期,妊娠中期以后的 CSP 可能突发剧烈腹痛及大量出血,预示子宫即将破裂或已经发生了子宫破裂。

3.辅助检查

（1）尿妊娠试验阳性,因为子宫切口瘢痕妊娠血运较差。比宫内妊娠 HCG 量低,CSP 时 HCG 测定量一般在 $100\sim10000U/L$ 间,这一特征有助于 CSP 的诊断。

（2）超声检查:阴道超声是对可疑病例首选的有效辅助检查方法。CSP 的超声诊断标准:宫腔内及宫颈管内未见孕囊,孕囊在子宫峡部前壁,孕囊与膀胱之间缺乏子宫肌层或肌层有缺陷,孕囊与膀胱之间的距离$<5mm$,最薄者仅 $1\sim2mm$ 厚。

（3）磁共振成像（MRI）:MRI 具有无损伤、多平面成像,组织分辨率高等优点,能清晰显示孕囊在子宫峡部前壁着床,无完整肌层及内膜覆盖。但一般很少应用,仅仅用于超声检查不能准确诊断时。

（4）内镜诊断:宫腔镜与腹腔镜均可用于诊断,但目前大多数用于治疗,在 CSP 已确诊或高度怀疑 CSP 时,可以选择应用宫腔镜或腹腔镜进行诊断与治疗。

【治疗原则】

1.药物治疗

MTX 治疗较为有效。MTX 治疗可分全身治疗与局部治疗。

（1）全身治疗 MTX 单次肌内注射,剂量为 $50mg/2$,若效果不明显,可于 1 周后再一次给药;MTX 与四氢叶酸交替使用,MTX $1mg/kg$ 于 1、3、5、7 天各肌内注射 1 次,四氢叶酸 0.1mg/kg 于 2、4、6、8 天各肌内注射 1 次。

（2）局部注射在 B 超引导下可以局部孕囊注入 MTX $20\sim50mg/$次。

（3）联合方法全身与局部注射联合应用。治疗时以 HCG 测定来进行监测。

2.子宫动脉栓塞

子宫动脉栓塞用于 CSP 发生大出血时,止血效果好。在 CSP 治疗上目前除用于止血外,对 CSP 治疗也有很重要的作用。子宫动脉栓塞联合 MTX 药物治疗是目前认为有效的方法。

3.刮宫术

试图用刮宫术刮除孕囊的方法会导致子宫穿孔及大出血。因此,当确认 CSP 后切不可盲目行刮宫术。当 CSP 被误诊为早孕或流产不全进行人工流产或清宫,发生大出血时,应立即终止刮宫,用缩宫药物,仍出血不止可用纱条填塞,同时给予 MTX。如有条件可行子宫动脉栓塞,并同时用 MTX 等处理。

4.宫腔镜下孕囊去除术

适用于孕囊向宫腔方面生长者,宫腔镜下去除孕囊后,可直视下电凝植入部位的出血点,防止去除孕囊后出血。

5.腹腔镜手术

适用于孕囊向膀胱和腹腔方向生长者,腹腔镜下可切开 CSP 包块,取出孕囊组织,或局部切除,电凝止血并行缝合。

6.经腹行瘢痕部位妊娠物切除或子宫切除术(包括次全切或全切)

中期或晚期 CSP 破裂,可根据具体情况行瘢痕切除术,或情况紧急时行子宫切除术。

【预后与预防】

1.预后

CSP 保守治疗后,尚可再次妊娠。保守治疗后再次妊娠并得活婴者已有报道。值得注意的是,处理上应在妊娠 36 周左右行选择性剖宫产,以防子宫下段过分伸展而导致子宫破裂,除子宫破裂外,尚应注意的是胎盘粘连与植入。

2.预防

首先要降低剖宫产率及人工流产率,其次是要重视剖宫产手术的技术,特别是切口缝合技术。

第五节　妊娠剧吐

妊娠剧吐是指在妊娠早期出现的,以呕吐为主要症状的症候群。约 50% 的妊娠妇女有不同程度的择食、食欲缺乏、呕吐等,妊娠 4 个月左右可自然消失,称之为早孕反应。因为症状多出现于清晨,故又称晨吐。若早孕反应严重,呕吐频繁,不能进食,造成饥饿、脱水、酸中毒,以致代谢紊乱,影响健康,甚至威胁生命,则为妊娠剧吐,其发生率为 0.3%～1%。

一、病因

病因至今尚无确切学说,与如下因素有关,常常并非单一因素。

1.内分泌因素

①早孕期,绒毛膜促性腺激素 HCG 急剧上升,水平越高,反应越重,如双胎、葡萄胎等,故一般认为妊娠剧吐与 HCG 水平急剧增高有关,但个体差异大,不一定与 HCG 成正比;②有人提出妊娠剧吐与血浆雌二醇水平迅速上升有关;③部分患者有原发性或继发性促肾上腺皮质激素或肾上腺皮质激素功能低下,如 Addison 病,妊娠剧吐多见;④妊娠合并甲状腺功能亢进,妊娠剧吐常见。

2.精神社会因素

精神过度紧张、丘脑下部自主神经功能紊乱;某些对妊娠有顾虑的孕妇,妊娠反应往往加重;生活不安定、社会地位低、经济条件差的孕妇好发妊娠剧吐。

3.来自胃肠道的传入刺激

早孕期胃酸的分泌减少,胃排空时间延长,胃内压力增高,刺激呕吐中枢。

二、病理生理

病理生理变化主要是继发于脱水及饥饿。

(1)频繁呕吐导致脱水、血容量不足、血液浓缩、细胞外液减少,胃液严重丢失,出现低血钾、低血钠、低血氯等电解质紊乱及碱中毒。

(2)在饥饿状态下,糖供给不足,肝糖原储备减少,脂肪分解加速。以供给热量,脂肪氧化不全,其中间产物-丙酮、乙酰乙酸及 β-羟丁酸增多,故出现酮血症、酸中毒。

（3）由于营养摄入不足,蛋白质分解加速,发生负氮平衡,体重下降,贫血、血浆尿素氮及尿酸升高。

（4）由于脱水,血容量减少,血液浓缩、肾小球血流量减少、尿量减少。肾小球通透性增加,导致血浆蛋白漏出,尿中出现蛋白或管型;肾小管可发生退行性变,排泄功能减退,肾功能受损,故尿素氮及血尿酸升高,血钾升高。

（5）因脱水、肝糖原减少,肝小叶中心部位发生细胞坏死、出血、脂肪变性,导致肝功能受损,肝功能异常（GPT 及碱性磷酸酶升高）、血胆红素升高及出血倾向。

（6）多发性神经炎,由于维生素缺乏及酮体的毒性作用,使神经轴突有不同程度变性,髓鞘变性,表现为肢体远端对称性感觉障碍和迟缓性瘫痪。严重者可出现中毒性脑病。

三、诊断

1. 症状

停经 6 周后出现食欲缺乏、恶心、剧烈呕吐,出现疲乏无力、明显消瘦。

2. 体征

血压降低,脉搏细微,体温轻度升高,体重减轻,皮肤弹性差,皮肤可见黄疸及出血点,尿量减少,严重者意识模糊,甚至昏睡状态。

3. 辅助检查

（1）血液检查:测定血红细胞计数、血红蛋白、血细胞比容、全血及血浆黏度,以了解有无血液浓缩。测定二氧化碳结合力,或作血气分析,以了解血液 pH、碱储备及酸碱平衡情况。测定血钾、钠、氯,以了解有无电解质紊乱。测定血酮体定量检测以了解有无酮血症。测定血胆红素、肝肾功能、尿素氮、血尿酸等,必要时测肾上腺皮质功能及甲状腺功能。

（2）尿液检查:计算每日尿量,测定尿比重、酮体,作尿三胆试验、尿酮体检测。

（3）心电图检查:以及时发现有无低血钾或高血钾影响,并了解心肌情况。

（4）眼底检查:以了解有无视网膜出血。

四、鉴别诊断

（1）行 B 超检查,排除葡萄胎而肯定是宫内妊娠。

（2）应与引起呕吐的消化系统疾病相鉴别,如传染性肝炎、胃肠炎、十二指肠溃疡、胰腺炎、胆道疾病、胃癌等。

（3）应与引起呕吐的神经系统疾病相鉴别,如脑膜炎、脑瘤等。

（4）应与糖尿病酮症酸中毒相鉴别。

（5）应与肾盂肾炎、尿毒症等相鉴别。

五、并发症

1. 低钾血症或高钾血症

如未能及时发现和及时治疗,可引起心脏停搏,危及生命。

2. 食管黏膜裂伤或出血

严重时甚至可使食管穿孔,表现为胸痛、剧吐、呕血,需急症手术治疗。

3.Wernicke-korsakoff 综合征

六、治疗

1.轻度妊娠呕吐

可给予精神劝慰、休息,避免辛辣食物,少量多次进食,服用镇静、止吐药物。

2.中、重度妊娠呕吐

需住院治疗。①禁食,先禁食 2～3d,待呕吐停止后,可试进流质饮食,以后逐渐增加进食量,调整静脉输液量。②输液量依脱水程度而定,一般每日需补液 2000～3000ml,使尿量达到每日 1000ml。输液中加入维生素 B$_6$ 及 C,肌内注射维生素 B$_1$,根据血钾、血钠、血氯及二氧化碳结合力(或血气分析结果)情况,决定补充剂量。营养不良者,可静脉滴注氨基酸,脂肪乳剂等营养液。③糖皮质激素的应用。若治疗数日后,效果不显著,加用肾上腺皮质激素,如氢化可的松 200～300mg 加入 5％葡萄糖液 500ml 内静脉滴注,可能有益。

3.终止妊娠的指征

经上述积极治疗后,若病情不见好转,反而出现下列情况,应从速终止妊娠:①持续黄疸;②持续蛋白尿;③体温升高,持续在 38℃ 以上;④心率超过 120 次/分;⑤多发性神经炎及神经性体征;⑥并发 Wernicke-Korsakoff 综合征。

七、Wernicke-korsakoff 综合征

Wernicke 脑病和 Korsakoff 精神病是维生素 B$_1$(硫胺素)缺乏引起的中枢神经系统疾病,两者的临床表现不同而病理变化却相同,有时可见于同一患者,故称为 Wernicke-Korsakoff 综合征。

1.发病机制

维生素 B$_1$ 属水溶性维生素,是葡萄糖代谢过程中必需的辅酶,也是神经系统细胞膜的成分,维生素 B$_1$ 严重缺乏时可造成有氧代谢障碍和神经细胞变化坏死。

在机体有氧代谢过程中,丙酮酸经丙酮酸脱氢酶系(PDHC)作用生成乙酰辅酶 A 进入三羧酸循环。PDHC 中丙酮酸脱羧酶是需硫胺酶,维生素 B$_1$ 以焦磷酸硫胺素(TPP)的形式参与其辅酶组成。妊娠剧吐造成维生素 B$_1$ 严重缺乏,PDHC 活性下降,丙酮酸不能完全进入三羧酸循环彻底氧化供能,血清丙酮酸水平升高;当 PDHC 活性降到正常活性的 50％以上时,糖代谢即不能顺利进行,组织供能受影响。脑组织对缺血缺氧敏感,丧失三磷酸腺苷(ATP)及其他高能物质后,则可引起脑组织细胞变性、坏死、组织自溶;同时,乙酰胆碱等神经介质合成障碍,出现神经和精神症状。此外,TPP 也是转酮酶的辅酶成分,转酮酶与脑的葡萄糖代谢有关,参与糖代谢的磷酸戊糖途径,保证细胞内 5-糖磷酸和 6-糖磷酸的转化。但在 Wernicke-Korsakoff 综合征患者中,至今未发现转酮酶内在异常的证据,说明转酮酶活性降低是受维生素 B$_1$ 缺乏的外在影响所致。

妊娠剧吐并发 Wernicke-Korsakoff 引起中央脑桥髓鞘脱失,对其发生机制目前仍有争议,一般认为是低钠血症纠正过快的结果。有研究发现,低磷酸盐血症可引起包括中枢神经系统在内的多器官损害,并可导致类似 Wernicke-Korsakoff 的综合征。也有学者通过研究随时间的延长 MRI 呈现出现的中央脑桥髓鞘脱失病变图像的变化,证明低磷酸盐血症,而非低钠血症,在中央脑桥髓鞘脱失的发病机制中起一定作用。

Wernicke-Korsakoff 综合征的基本病理改变表现为下丘脑、丘脑、乳头体、中脑导水管周围灰质、第三脑室壁、第四脑室底及小脑等部位毛细血管扩张、毛细血管内皮细胞增生及小出血灶,伴有神经细胞、轴索或髓鞘的丧失、多形性小胶质细胞增生和巨噬细胞反应。在 CT 或 MRI 上表现为丘脑及中脑中央部位病变,乳头体萎缩及第三脑室及侧脑室扩张,大脑半球额叶间距增宽。另外,Wernicke-Korsakoff 综合征的一些少见的病理改变视盘肿胀和出血、视盘炎双侧尾状核病变,伴有脑室周围、丘脑和下丘脑及导水管周围灰质的对称性病变。

2.临床表现

①有妊娠剧吐的症状、体征及实验室检查发现;②遗忘、定向力障碍及对遗忘事件虚构,病情严重时由于中脑网状结构受损害而出现意识模糊、谵妄或昏迷;③眼肌麻痹,系由于脑内动眼神经核与滑车神经核受累;④如病变损及红核或其联系的纤维,则可出现震颤、强直及共济失调;⑤可能有维生素 B_1 缺乏引起的其他症状,如多发性神经炎等。

3.处理

Wernicke-Korsakoff 综合征死亡率较高,常死于肺水肿及呼吸肌麻痹。

凡疑似病例,即应终止妊娠并予以大剂量维生素 B1500mg 静脉滴注或肌内注射,以后 50～100mg/d,直至能进足够食物。每日静脉滴注 10％葡萄糖液及林格液,总量 3000ml/d,有报道用葡醛内酯(肝泰尔)治疗妊娠剧吐可有一定的效果,用法:葡醛内酯 500mg＋10％葡萄糖液 40ml,静脉推注,每日 2 次,7d 为一疗程。为防止致死性并发症,应严格卧床休息。出院后给予足量多种维生素和维生素 B1。

经合理治疗后,眼部体征可痊愈,但共济失调、前庭功能障碍和记忆障碍常不能完全恢复。如不及时治疗,死亡率达 50％,治疗患者的死亡率约 10％。

第七章 胎儿及附属物异常

第一节 胎儿窘迫

胎儿在子宫内因急性或慢性缺氧危及其健康和生命者,称胎儿窘迫。胎儿窘迫发生率为2.7%～38.5%。胎儿窘迫可分急性及慢性两种:急性常发生在分娩期;慢性发生在妊娠晚期,但可延续至分娩期并加重。

【诊断与鉴别诊断】

(一)临床依据

(1)胎动异常。

(2)羊水量减少或羊水粪染。

(3)胎心听诊异常。

(4)胎儿监护异常。

(5)胎儿头皮血 pH 提示胎儿酸中毒。

(二)检查项目及意义

1.胎儿电子监护

孕晚期最常用的评估胎儿宫内安危的方法。无应激试验 NST(+),提示胎盘功能良好,一周内无胎儿死亡风险。NST 可疑或阴性,有胎儿缺氧可能,需及时复查或进一步检查明确诊断。OCT(+),说明胎盘功能低下。胎心监护只能作为胎儿低氧的筛查手段,很有价值,只要胎儿处于低氧状态,胎儿监护基本上均出现异常或可疑图形,但它们的出现并不一定合并代谢性酸中毒存在,不能反映有无酸中毒存在及其程度,在用以诊断胎儿窘迫时,假阳性率高,须综合分析。

2.B 超

监测胎动、胎儿呼吸样运动、胎儿肌张力、羊水量,联合 NST 结果胎儿生物物理评分,≤3分提示胎儿窘迫,4～7 分为胎儿可疑缺氧。

3.羊膜镜

在羊膜未破时,用羊膜镜观测有胎粪污染羊水量的多少可了解胎儿是否存在低氧。

4.脐动脉 S/D

评估胎盘血管阻力,孕晚期脐动脉 S/D＞3,或出现脐动脉舒张期血流缺失或倒置,胎儿预后不良。

5.胎儿头皮血 pH 测定

为有创性检查手段,胎儿头皮血 pH 与胎儿全身的酸碱状态密切相关,可代表胎儿全身的酸碱状态,减少胎儿监护的假阳性。

（三）诊断思路和原则

1.急性胎儿窘迫

多发生在分娩期,常因脐带脱垂,前置胎盘大出血,胎盘早剥,产程延长或宫缩过强及不协调等引起。

（1）胎心率异常:胎心率变化是急性胎儿窘迫的一个重要征象。缺氧早期,胎心率于无宫缩时加快,>160bpm;缺氧严重时胎心率<110bpm。胎儿电子监护 CST 可出现频发晚期减速、重度变异减速。胎心率<100bpm,基线变异<5bpm,伴频繁晚期减速提示胎儿缺氧严重,可随时胎死宫内。

（2）羊水胎粪污染:羊水污染程度与胎粪排出时间及量有关,排出时间越长,污染颜色越深,羊水越黏稠。根据程度不同,羊水污染分 3 度:Ⅰ度浅绿色,常见胎儿慢性缺氧。Ⅱ度深绿色或黄绿色,提示胎儿急性缺氧。Ⅲ度呈棕黄色,稠厚,提示胎儿缺氧严重。羊水胎粪污染出现的时间对诊断胎儿窘迫亦很重要,临产早期出现羊水胎粪污染,尤其是黏稠者,胎儿窘迫,新生儿窒息均增加;分娩时近胎儿娩出时,胎粪的排出不能完全预示胎儿窘迫,尤其无其他窘迫体征时;原来羊水清,经一段产程后出现胎粪污染者,胎儿窘迫发生率增加。

（3）胎动异常:缺氧初期为胎动频繁,继而减弱及次数减少,进而消失。胎动<10 次/12h 应低考虑氧状态,胎动消失后平均 12～48h 胎心消失。

（4）酸中毒:胎儿缺氧与酸中毒之间关系密切,采集胎儿头皮血进行血气分析,可反映胎儿宫内安危情况。胎儿正常 $pH>7.25～7.30$,$pH<7.2$,$PCO_2>60mmHg$ 可诊断为胎儿酸中毒。

2.慢性胎儿窘迫

主要发生在妊娠晚期,往往延续至临产并加重。多因妊娠期高血压疾病、妊娠合并高血压病、慢性肾炎、糖尿病、严重贫血及过期妊娠等所致。

（1）宫高、腹围小于正常:持续慢性胎儿缺氧,使胎儿宫内生长受限,各器官体积减小,胎儿体重低,表现为宫高、腹围低于同期妊娠第 10 百分位数。

（2）胎动减少或消失:胎动过频或胎动减少均为胎儿缺氧征象,每日监测胎动可预测胎儿安危。胎动<10 次/12h 为胎动减少,是胎儿缺氧的重要表现之一。临床上常见胎动消失 24h 后胎心消失,应予警惕。

（3）胎儿电子监护异常:NST 表现无反应型,即持续监护 20～40min,胎动时胎心率加速 <15bpm,持续时间<15s,基线变异频率<5bpm。OCT 可见频繁重度变异减速或晚期减速。

（4）脐动脉 S/D 增高:孕晚期脐动脉 S/D>3,或出现脐动脉舒张期血流缺失或倒置,胎儿预后不良。

（5）胎儿生物物理评分低下:根据 B 型超声监测胎动、胎儿呼吸运动、胎儿肌张力、羊水量及胎儿电子监护 NST 结果进行综合评分,≤3 分提示胎儿窘迫,4～7 分为胎儿可疑缺氧。

（6）羊水胎粪污染:通过羊膜镜检查可见羊水浑浊呈浅绿色、深绿色及棕黄色。

【治疗方案及选择】

（一）急性胎儿窘迫

应采取果断措施寻找原因并予以处理。停滴缩宫素,阴道检查评估宫口情况,若发现脐带脱垂,回纳脐带等。吸氧,面罩或鼻导管持续给氧,每分钟氧流量10L。尽快终止妊娠:根据产程进展,决定分娩方式,做好新生儿抢救准备。

1.宫口未开全

出现下列情况之一者,应立即行剖宫产。胎心率<120bpm 或>180bpm 伴羊水污染;羊水污染Ⅲ度,伴羊水过少;胎儿电子监护 CST 或 OCT 出现频繁晚期减速或重度变异减速;胎儿头皮血 pH<7.20。

2.宫口开全

胎头双顶径已过坐骨棘平面以下,尽快经阴道助产。

(二)慢性胎儿窘迫

应针对病因,视孕周、胎儿成熟度及胎儿窘迫程度决定处理。

1.一般处理

左侧卧位。吸氧每日 2～3 次,每次 30min。积极治疗妊娠合并症及并发症。

2.期待疗法

孕周小,胎儿娩出后存活可能性小,尽量非手术治疗以期延长胎龄,同时促胎儿成熟,等待胎儿成熟后终止妊娠。

3.终止妊娠

妊娠近足月,胎动减少,OCT 出现频繁的晚期减速或重度变异减速,胎儿生物物理评分<4 分者,均应以剖宫产终止妊娠为宜。

【病情与疗效评价】

(1)胎心监护,及时发现胎儿缺氧情况。

(2)羊水粪染程度,评估缺氧严重程度。

(3)胎儿头皮血进行血气分析,评估胎儿宫内安危情况。

慢性胎儿窘迫期待治疗期间,注意胎动,每日或隔日行胎儿监护,每周测量宫高、腹围,每周 B 超,评估胎儿大小,羊水量变化。如胎动减少,合并胎儿监护异常,或羊水过少,提示缺氧加重,需及时剖宫产终止妊娠。

【医疗文件书写要点】

要充分体现病人的知情权:

(1)期待治疗过程中胎儿可能随时胎死宫内。

(2)胎盘功能低下可能影响胎儿发育,预后不良。

(3)除胎儿头皮血 pH 测定可明确诊断胎儿窘迫,其他各项检查均存在假阳性,须综合分析判断。

第二节　胎儿生长受限

胎儿生长受限(FGR)是胎儿在子宫内生长发育受到遗传、营养、环境、疾病等因素的影响未能达到其潜在所应有的生长速率,表现为足月胎儿出生体重<2500g;或胎儿体重低于同孕龄平均体重的 2 个标准差;或低于同孕龄正常体重的第 10 百分位数。

【诊断标准】

1.病史

(1)孕妇及丈夫身高、体重的影响:如身材短、体重低者易发生胎儿生长受限。

(2)营养:如孕妇在孕前或妊娠时有严重营养不良,其摄入热量明显减少者,偏食,可发生胎儿生长受限。

(3)高原地区:海拔3000~3500m地区因氧分压低,胎儿生长受限发生率高。

(4)双胎与多胎:在双胎及多胎中,胎儿平均体重明显低于同胎龄单胎,FGR发生率亦显著增高。

(5)孕妇有长期大量吸烟、饮酒,甚至毒瘾史者。

(6)胎儿因素:①染色体异常如21-三体、18-三体及13-三体等胎儿生长受限发生率高。②感染已肯定风疹病毒及巨细胞病毒感染,可引胎儿生长受限。

(7)母体妊娠并发症或合并症:如妊娠高血压疾病、妊娠合并慢性高血压、妊娠合并慢性肾炎、妊娠合并伴有血管病变的糖尿病,均可影响子宫血流量,子宫-胎盘血流量降低,营养的传递及氧供减少,导致胎儿生长受限。

(8)胎盘病变:胎盘小或伴有滋养细胞增生,血管合体膜增厚及广泛梗死,可发生胎儿生长受限。另外,胎盘血管瘤,脐带病变如脐带帆状附着及单脐动脉均可导致胎儿生长受限。

2.临床指标

(1)准确判断孕周:核实预产期。根据末次月经、早孕反应、初感胎动日期、初次产前检查时子宫大小及B超情况核实预产期。

(2)产前检查:①测量子宫底高度(耻骨联合中点至宫底的腹壁弧度实长)若小于平均宫底高度3cm,或连续2次在妊娠同上位于第10百分位数以下提示胎儿生长受限。②测孕妇体重妊娠晚期体重增加缓慢,明显低于平均水平,<0.3kg/周,应考虑胎儿生长受限。

3.B超检查

(1)测双顶径、头围、腹围、股骨长度等项目,按计算式预测胎儿体重。如估计胎儿体重在同孕周平均体重的第10百分位数或以下注意动态观察变化情况。

(2)仔细检查胎儿有无畸形。

(3)测羊水量与胎盘成熟度。

(4)测子宫动脉血流及脐动脉血流,S/D、脉搏指数(PI)、阻力指数(RI)。

(5)胎儿生物物理评分。

(6)胎盘成熟度及胎盘功能检查。

4.实验室检查

(1)孕早、中期发现胎儿生长受限,可考虑做羊水细胞培养以除外染色体异常的可能。

(2)血液黏稠,血细胞比容高。

(3)胎儿胎盘功能监测。

【治疗原则】

1.一般治疗

(1)纠正不良生活习惯,加强营养,注意营养均衡。

（2）卧床休息,取左侧卧位改善子宫胎盘血液循环。

（3）给予面罩低流量吸氧,每日 2～3 次,每次 30 分钟。

（4）胎儿安危状况监测:NST、胎儿生物物理评分、胎盘功能监测等。

2.合并症

积极治疗妊娠合并症及并发症。

3.宫内治疗

（1）给予葡萄糖,复方氨基酸、ATP、脂肪乳、复合维生素。

（2）补充锌、铁、钙、维生素 E 及叶酸。

（3）改善子宫血流:β-肾上腺素受体激动剂、低分子肝素、阿司匹林。

（4）预计 34 周前分娩的胎儿,应促胎肺成熟治疗。

4.产科处理

（1）产前诊断明确有染色体异常或严重先天畸形者,征得患者同意后,终止妊娠。

（2）对胎盘功能不良者,经治疗有效,胎儿宫内情况良好,可在严密监护下继续期待至足月,不宜超过预产期。

（3）终止妊娠:出现下列情况者,应终止妊娠:①一般治疗效果差,孕龄超过 34 周;②胎儿窘迫,胎盘功能减退或胎儿停止生长 3 周以上;③妊娠合并症或并发症加重,继续妊娠对母儿均不利,应尽快终止妊娠;④孕龄小于 34 周,已用地塞米松以促肺成熟 2～3 日,并做好新生儿复苏准备。

（4）终止妊娠方式选择:根据有无胎儿畸形、孕妇合并症及并发症严重情况,胎儿宫内状况综合分析决定分娩方式,适当放宽剖宫产指征。

①阴道产:胎儿情况良好,NST 及脐动脉血流正常,胎儿成熟,宫颈条件较好,无其他并发症,密切观察产程,胎心监护下,可经阴道分娩。

②合并胎盘功能不良,发现羊水有胎粪污染或胎心有重度变异减速、晚期减速,立即行剖宫产。

分娩时应有新生儿科医师在旁,并做好新生儿窒息抢救准备,并做认真查体。

第三节　多胎妊娠

一次妊娠宫腔内同时有两个或两个以上胎儿时,称为多胎妊娠。多胎妊娠与家族史及辅助生育技术有关。近年来多胎妊娠发生率升高可能与人工辅助生殖技术广泛使用有关。多胎妊娠较易出现妊娠期高血压疾病等并发症,孕产妇及围生儿死亡率增高。多胎妊娠以双胎最常见,本节主要讨论双胎妊娠。

【分类】

1.双卵双胎

两个卵子分别受精而成,约占单卵双胎的 70%。胎儿的遗传基因不完全相同,性别和血型可以不同,外貌和指纹等表型不同。胎盘可为两个或一个,但胎盘的血液循环各自独立,胎儿分别位于自己的胎囊中,两胎囊之间的中隔由两层羊膜和两层绒毛膜组成,两层绒毛膜有时融合为一层。

2.单卵双胎

一个受精卵分裂而成,约占单卵双胎的30%。原因不明。胎儿的遗传基因完全相同,性别、血型、表型等也完全相同。根据受精卵分裂时间不同而形成双羊膜囊单绒毛膜单卵双胎、双羊膜囊双绒毛膜单卵双胎、单羊膜囊单绒毛膜单卵双胎以及极罕见的联体双胎四种类型。胎儿畸形儿发生率相对较高。

【临床表现及诊断】

1.病史及临床表现

多有双胎妊娠家族史或人工助孕史(如使用促排卵药、移植多个胚胎等)。临床表现主要为早孕反应较重,中期妊娠后体重及腹部迅速增加、下肢水肿等压迫症状明显,妊娠晚期常有呼吸困难、心悸、行动不便等。

2.产科检查

子宫大小超过同孕龄的单胎妊娠子宫。妊娠中晚期腹部可触及多个肢体和两个胎头。在子宫不同部位听到两个节律不同的胎心,两个胎心音之间间隔一个无音区或两个胎心率差异大于10次/min。产后检查胎盘胎膜有助于判断双胎类型。

3.超声检查

(1)妊娠早期在子宫内见到两个孕囊、两个原始心管搏动。

(2)判断双胎类型:胎儿性别不同可确诊双卵双胎。胎儿性别相同,应测量两个羊膜囊间隔厚度,间隔厚度达到或超过2mm、尤其是两个胎盘部位不同,提示双绒毛膜;间隔厚度小于2mm则提示单绒毛膜。妊娠早期超声检测有助于确定绒毛膜性。

(3)筛查胎儿结构畸形。

(4)确定胎位。

【并发症】

1.孕产妇并发症

(1)妊娠期高血压疾病:发病率40%以上。发病早、程度重、易出现主要器官并发症。

(2)妊娠期肝内胆汁淤积综合征:发生率高于单胎妊娠,常伴随胎盘功能不良而导致围生儿死亡率升高。

(3)贫血:发生率40%以上,与机体对铁及叶酸的需求量增加有关,可引起孕妇多系统损害以及胎儿生长发育障碍等。

(4)羊水过多:羊水过多发生率约12%,多见于单卵双胎,尤其是双胎输血综合征、胎儿畸形胎膜早破。

(5)胎膜早破发生率约14%,可能与宫腔压力增高有关。

(6)胎盘早剥:是双胎妊娠产前出血的主要原因,可能与妊娠期高血压疾病、羊水过多突然破膜、双胎之第一胎娩出后宫腔压力骤减相关。

(7)宫缩乏力:与子宫肌纤维过度伸展有关。

(8)产后出血:与宫缩乏力及胎盘附着面积增大有关。

（9）流产：发生率高于单胎妊娠，可能与畸形、胎盘发育异常、胎盘血供障碍、宫内溶剂相对狭窄有关。

2.围生儿并发症

（1）早产：发生率约50%，与胎膜早破、宫腔压力过高以及严重母儿并发症相关。

（2）胎儿生长受限：一般认为，胎儿数量越多，胎儿生长受限越严重。胎儿生长受限可能与胎儿拥挤、胎盘占蜕膜面积相对较小有关。两胎儿大小不一致可能与胎盘血液灌注不均衡、双胎输血综合征以及一些胎儿畸形有关。应建立多胎妊娠胎儿生长发育生理曲线。

（3）双胎输血综合征（TTTS）：见于双羊膜囊单绒毛膜单卵双胎，发生率10%～20%。两个胎儿体重差别大于20%、血红蛋白差别大于50g/L提示双胎输血综合征可能。

（4）脐带异常：主要是脐带脱垂和脐带互相缠绕、扭转，后者常见于单羊膜囊双胎。

（5）胎头碰撞和胎头交锁：胎头碰撞发生于两个胎儿均为头先露且同时入盆。胎头交锁发生于第一胎儿臀先露头未娩出、第二胎儿头先露头已入盆。

（6）胎儿畸形：是单胎的2倍，联体双胎、无心畸形等为单卵双胎特有畸形。

【处理】

1.妊娠期处理

（1）一般处理：注意休息和营养，预防贫血及妊娠期高血压疾病等。

（2）预防早产：孕龄34周前出现产兆者应测量阴道后穹隆分泌物中的胎儿纤维连接蛋白及宫颈长度，胎儿纤维连接蛋白阳性且超声测量宫颈长度＜3cm者近期早产可能性较大，应预防性使用宫缩抑制剂及糖皮质激素。

（3）及时防治妊娠期并发症：注意血压及尿蛋白、血胆汁酸、肝功能等。

（4）监护胎儿发育状况及胎位：动态超声及胎儿电子监测观察胎儿生长发育状况、宫内安危及胎位，发现胎儿致死性畸形应及时人工终止妊娠，发现TTTS可在胎儿镜下激光凝固胎盘表面可见血管吻合支，胎位异常一般不予处理。

（5）终止妊娠指征：合并急性羊水过多伴随明显的压迫站到状、胎儿致死性畸形、孕妇严重并发症、预产期已到尚未临产、胎盘功能减退等。

2.分娩期处理

（1）阴道分娩注意事项：①保持体力；②观察胎心变化；③注意宫缩和产程进展；④必要时行会阴后-侧切开术；⑤第一个胎儿娩出后由助手扶正并固定第二个胎儿为纵产式；⑥第一个胎儿娩出后立即钳夹脐带以预防胎儿失血或继续受血；⑦第一胎儿娩出后15分钟仍无宫缩可行人工破膜并静滴催产素；⑧一旦出现脐带脱垂、胎盘早剥等严重并发症应立即行阴道助产结束快速娩出第二胎儿。

（2）剖宫产指征：①第一胎儿为肩先露或臀先露；②孕龄26周以上的联体双胎；③其他：同单胎妊娠。

（3）积极防治产后出血：临产时备血，其余见产后出血。

第四节 巨大胎儿

胎儿体重达到或超过4000g者称为巨大胎儿。据国际妇产科组织统计,巨大胎儿的发生率为5.3%,男婴多于女婴。国内巨大胎儿发生率为5.62%～6.49%。体重超过4500g的发生率占0.4%。巨大胎儿是胎儿性难产的原因之一,并发肩难产机会多,处理不当可发生子宫破裂、软产道损伤、新生儿窒息、颅内出血、锁骨骨折等,对母儿均极为不利。

一、病因

1. 遗传因素

父母身材高大或父母在出生时为巨大胎儿者,易分娩巨大胎儿。

2. 产次

某些经产妇胎儿体重随分娩次数增多而增加,产次越多,巨大胎儿发生率相应增加。

3. 营养

孕妇饮食摄入过多且活动太少也是发生巨大胎儿的因素之一。

4. 糖尿病

孕妇患轻型糖尿病或隐性糖尿病,常可分娩巨大胎儿。

5. 过期妊娠

过期妊娠如胎盘功能良好,胎儿仍继续发育,可成为巨大胎儿。

二、诊断

1. 病史

有巨大胎儿分娩史、糖尿病病史及肥胖患者,具有分娩巨大胎儿的可能性。夫妇身材高大或自身在出生时体重较大时,应警惕此次妊娠有发生巨大胎儿的可能性。

2. 临床表现

孕妇体重增加迅速,妊娠晚期出现呼吸困难,腹部沉重及两肋胀痛等症状。

3. 腹部检查

腹部明显膨隆,呈尖腹或悬垂腹。宫底高常＞40cm,腹围常＞110cm 先露部常不能衔接而浮动。除外双胎妊娠、羊水过多、胎儿畸形、妊娠合并腹部肿物以后,应考虑为巨大胎儿。

4. 超声检查

双顶径达10cm以上,股骨长超过7.8cm以上,可能为巨大胎儿。胎儿头径及股骨长偏大者需进一步测胸围、腹围、肩径、及皮下软组织厚度。若胎儿胸部横径大于双顶径1.3cm、胸围大于头围1.6cm,发生肩难产的可能性大,应提高警惕。

三、处理

1. 孕期处理

既往有巨大胎儿分娩史者,应检查孕妇有无糖尿病,必要时行糖耐量试验,可疑糖尿病者应积极控制血糖,防止此次妊娠发生巨大胎儿。孕期可疑有巨大胎儿倾向者,妊娠36周后可根据胎儿成熟度、胎盘功能及糖尿病控制情况,限期有计划性终止妊娠。对于已经诊断为巨大胎儿者,应根据胎儿大小、孕妇骨盆情况及产次,选择适宜的分娩方式。对于双顶径达 10cm以上,股骨长超过 8.0cm 以上且胎儿胸部横径大于双顶径 1.3cm、胸围大于头围 1.6cm 者易发生肩难产,不宜试产。估计胎儿体重超过 4500g,产妇骨盆中等大小者不宜试产,应限期剖宫产分娩。

2.分娩期处理

(1)阴式分娩:经产妇,胎儿体重<4500g,骨盆较宽敞者可以试产。巨大胎儿试产在分娩过程中应严密观察,监护产程进展及胎儿安危,认真填写产程图,防止产科并发症。第一产程中,因子宫过度膨胀,可导致原发或继发宫缩乏力。产程稍有延长就要及时找出原因,不宜试产过久。若第一产程及第二产程延长,胎头停止在中骨盆迟迟不能下降者也应尽早剖宫产。若胎头双顶径已达坐骨棘水平以下 2cm,第二产程延长时,可行较大会阴斜后切开后产钳助产。

在助产时特别要注意肩难产。当胎儿较大时,不宜过早进行外旋转,使胎儿双肩径沿骨盆入口横径或斜径下降至中骨盆,再协助旋转胎肩,使双肩径沿骨盆最大径线下降。

(2)肩难产及其处理:巨大胎儿胎头娩出后,胎肩娩出困难,前肩被嵌顿在耻骨联合上方,用常规助产方法不能娩出胎儿,称肩难产。

见于巨大胎儿分娩时第一产程减速期延长或第二产程超过 1h,或困难的阴道助产,阻力较大或宫口开全后胎头下降缓慢。胎头娩出后胎颈缩回,胎肩被嵌顿,用常规办法胎肩仍不能娩出者,如能除外胎儿畸形应立即考虑为肩难产。

此时胎胸受压使胎儿不能呼吸,需保持镇静,准确快速处理。首先清理胎儿口腔及呼吸道黏液,查清发生肩难产的原因,行双侧阴部神经阻滞麻醉,使产道松弛。做足够大的侧切,有利助产操作。做好新生儿窒息复苏准备,同时采取以下手法:

①屈大腿法:令产妇尽量屈曲大腿,使双腿紧贴腹壁,双手抱膝,减小骨盆倾斜度使腰骶段脊柱前凹度缩小,耻骨联合升高数厘米,这时嵌顿于耻骨联合后的前肩自然松动,前肩即可娩出。

②压前肩法:助手在耻骨联合上方触到胎儿前肩并向后下加压,同时接产者牵引胎头,有助于嵌顿前肩的娩出。

③旋肩法:胎儿双肩嵌顿在骨盆入口前后径上。助产者手伸入阴道,放在胎儿肩峰与肩胛之间,握其后肩,另一手置胎儿前肩,双手加压旋转,使胎肩达骨盆斜径上,嵌顿的前肩松动得以娩出。也可将后肩旋转180°,在旋转过程中娩出后肩。旋转时注意勿旋转胎颈及胎头,以免损伤臂丛神经。

④牵后臂娩出后肩法:助产者手顺骶骨部伸入阴道,胎儿背在母体右侧用右手,在左侧用左手,将示指和中指放入胎儿后肘窝,然后以手压后肘窝,使胎儿屈后臂,然后握住胎儿的手,沿胸的方向将手臂牵出阴道而娩出后肩。

⑤死胎处理:如胎儿已死,立即行锁骨离断术,缩短双肩径,使胎儿易于娩出。

(3)剖宫产:术前、术中及术后注意防止产后出血。宫壁切口要充分防止裂延,可疑糖尿病巨大胎儿者按早产儿处理,防止新生儿低血糖。

第五节　胎儿畸形

胎儿畸形泛指出生前胎儿期形成的各种异常,包括形态结构和功能方面的异常。形态结构的异常主要有 3 种:①先天畸形:指由于胚胎内部有异常而不能正常发育所致的结构缺陷。②先天变形:指胚胎内部无异常,本来可以发育成正常的胎儿,由于外界有不正常压力的压迫胎儿造成的结构改变。③先天阻断症:指原来已经正常发育好的组织又受到了宫内的损坏。本节主要介绍的是胎儿先天畸形,其发生的原因很多,主要与遗传、环境、食物、药物、微生物感染、母儿血型不合等有关。在围生儿死亡中胎儿畸形占第一位。

一、染色体异常综合征

1.21 三体综合征即先天愚型,是人类最常见的一种染色体病,也是人类第 1 个被确诊的染色体病。自 1866 年由英国医师 Langdom Down 首次对此病作过临床描述,故称唐氏综合征。1959 年法国 Lejeune 首先发现此病是由于多了一条 21 号染色体,故称 21 三体综合征。1965 年 Yunis 用放射自显影及染色体显带技术确定,此额外的染色体根据大小应是第 22 号染色体,但考虑到临床上将 21 三体这一名称已习为所用,因此在 1971 年的巴黎会议决定仍沿用 21 三体这一名称,但在 Denver 体制的排号配对中,将第 21、22 号排序颠倒一下,即将较小的一对算作第 21 号排在 22 号前面,而较大的 22 号排在后面。该病发生的主要原因是由于父母的生殖细胞减数分裂时染色体不分离。其发生也与母亲的年龄、射线接触、病毒感染、服用致畸药物以及遗传因素等有关(表 7-1)。

此病男性患者无生育能力,50% 为隐睾。女性患者偶有生育能力,所生子女 1/2 将发病,故须注意加强优生指导。另外,该病患者 IgE 较低,易发生呼吸道感染等,死亡率高。已经证明超氧化物歧化酶 1(SOD-1)基因位于第 21 号染色体上,而此病患者的 SOD-1 要比正常人高(1.45:1)。故认为此酶的增高与 21 三体患者的痴呆症状有关。

目前,该病的诊断必须依靠产前胎儿细胞或产后新生儿染色体核型分析才能够确定诊断。由于该病仍无法治疗,所以应依靠及时、准确的产前筛查以尽早终止妊娠而减少该病患儿的出生。

近 10 年来,对唐氏综合征的产前筛查一直受到学者的重视,使得该领域的进展很快。从最初的孕妇年龄筛查发展到母体血清标志物筛查和超声筛查;从羊膜腔穿刺检查发展到早期绒毛膜活检和非创伤性母血中直接分离胎儿细胞;从胎儿细胞的染色体型分析发展到现在可用荧光原位杂交技术来诊断胎儿细胞的染色体异常。

妊娠早期,唐氏综合征与胎儿颈部透明度(NT)增高(B 超测定)和孕妇血清 FreeB hCG 升高以及妊娠相关蛋白(PAPP-A)有关。NT 已被单独结合另两项血清标志物(结合试验)应用于其他筛查报告中。尽管这两项的血清标志物筛查试验的可靠性很高,但 NT 检查的可靠性是不确定的,这种不确定性导致妊娠早、中期筛查试验是否完善的争论。

妊娠中期筛查唐氏综合征,在过去的 10 年当中已被广泛采用,即根据就诊孕妇的不同血清标志物,再结合孕妇年龄得出该孕妇妊娠唐氏综合征胎儿的危险度。怀有患病胎儿时,孕妇血清中 AFP 和游离雌三醇降低,而 HCG 升高。测定该三种标志物的浓度,再结合年龄,组成了被广泛使用的三项试验。在通常的试验情况下,大约 5% 或更多已接受筛查试验的孕妇,需作羊水穿刺以保证 60%～80% 患病的胎儿被查出。大部分的筛查试验阴性的孕妇的胎儿是正常的,但假阳性结果仍然引起相当的恐慌。但通过联合筛查试验,这样的孕妇人数大为减低了,应该是较为可行的一种方法。

表 7-1　21 三体综合征的主要特征

发生部位	症状	出现频率
发病率		1/600 ～ 1/800 新生儿
一般情况	男女均可发病,寿命长短不一。如无严重的心脏畸形,可活至成年。成活者有患白血病的倾向	
精神、神经	严重智力低下,IQ 最低＜25	100%
	肌张力低下	100%
头部	小头畸形	50%
	枕骨扁平	53%～82%
	秃发	非常常见
	发际低	80%
颈部	皮肤赘生皱褶	80%
面部	戏剧性表情(无意识地作鬼脸)	90%
眼	眼距宽、外眼角上斜	80%
	内眦赘皮	50%
鼻	鼻根低平	90%
口	伸舌(有时流涎,特别是婴幼期)	100%
	上颌发育差,腭弓高、短而窄	95%
心脏	各种先天性心脏病(常见室间隔缺损)	50%
手	手短而宽	60%
脚	第 1 和第 2 趾间距宽	65%

唐氏综合征的产前筛查是一种造福社会与家庭的事情,与肿瘤等疾病的早期筛查相比,明显地经济与高效。虽然目前广泛使用着妊娠中期的筛查,但随着联合筛查试验不断被认识,相信在不久的将来,它将会从现在的研究阶段进入到临床的常规应用中。

2.18 三体综合征(Edward 综合征)

该病于 1960 年首先报告,发生率占新生儿的 0.3‰,女:男为 3:1,多数在胚胎期流产。该病的发生一般认为是由于母亲卵子减数分裂发生不分离所致,与母亲年龄、遗传、射线及病毒感染等有关。

(1)诊断要点

①临床表现:生长发育迟缓、眼裂狭小、耳畸形低位、小颌、胸骨短小、骨盆小、船形足,手呈

特殊指交叉握拳状,即拇指紧贴掌心,3、4 指紧贴手掌,2、5 指压于其上,肌张力高,90％有先天性心脏病,以室间隔缺损及动脉导管未闭多见。25％患者表现有通贯手。

②染色体诊断同上。

③超声检查。

(2)治疗:90％以上在胚胎早期自然流产而淘汰,除极少数患儿存活较长时间外,一般患儿于出生后仅存活 2 个月左右。肺炎、心脏畸形及多种其他畸形是导致患儿死亡的主要原因。产前诊断一旦确立,应征求孕妇及家属的意见进行引产。

二、单基因异常综合征

即单基因畸形综合征,临床可根据染色体结构改变并结合家系分析进行诊断,这里对可能造成分娩困难的 X 连锁脑积水综合征(家族性脑积水)做一介绍,该病为 X 连锁隐性遗传病,因大脑导水管狭窄造成脑室内外有大量脑脊液(500～3000ml)蓄积于颅腔内,致颅腔体积增大,颅缝明显变宽,囟门显著增大。

1.诊断要点

①若为头先露,在耻骨联合上方触到宽大、骨质薄软、有弹性的头。胎头大于胎体并高浮,胎头跨耻征阳性。阴道检查可见盆腔空虚,胎先露部过高,颅缝宽,囟门大且紧张,颅骨软而薄,触之有如乒乓球的感觉。

②辅助检查:B 型超声在孕 20 周后,若脑室率一中线至侧脑室侧壁距离/中线致颅骨内缘距离＞0.5,应考虑脑积水的存在。胎头周径明显大于腹周径,颅内大部分被液性暗区占据,中线漂动。

2.处理

应主要考虑母亲安全,若为头先露,确诊后应引产。宫口开大 3cm 行穿颅术,放出脑脊液。

三、多基因异常

神经管缺陷(NTDs):NTDs 系在胚胎发育早期(妊娠 21～28d),由于受到某些致畸因子的作用,使神经管不闭合所出现的一系列先天畸形。主要包括无脑儿、脑膜或脑膨出、脊柱裂。无脑儿生下后即死亡,而脊柱裂根据病变的部位及程度可存活而残废。NTDs 是国内最高发的先天畸形,全国发生率为 2.7‰,许多发达国家 NTDs 发生率均在 1‰左右。NTDs 主要为多基因遗传病,发病与环境关系密切,在我国北方七省 NTDs 发生率为 7‰,最高发生地为山西省。本病女胎多见,有人认为与绒毛膜促性腺激素(HCG)不足或胚胎受体细胞对 HCG 不敏感有关。现研究认为妊娠早期多种维生素及叶酸或维生素 B_{12} 的缺乏,以及高热或接触高温、桑那浴等都与本病发生有关。本病可以在妊娠中期做母血清 AFP 测定,并辅以 B 型超声诊断,必要进行羊水穿刺做 AFP 及乙酰胆碱酯酶的测定。AFP 是糖蛋白,由胎儿肝脏及卵黄囊合成,其产生在胎儿具有时间规律,在母体中也有相似的规律。一般妊娠 16 周就可以从母血中检测到,32 周达高峰,以后逐渐降低。胚胎发育到 23～25d 前、后神经孔相继封闭、形成一个不与外周相通的神经管,如未能正常闭合则形成开放性神经管畸形如无脑儿、脊柱裂等。当胎儿存在这类畸形时,脑脊液中的 AFP 可直接进入羊水,造成羊水 AFP 水平显著升高。胎儿期神经尚未分化成熟,可溶性胆碱酯酶进入脑脊液较成人多,故通过检测此酶也可诊断神经管缺陷,并且其准确性较 AFP 更高。

(1)无脑儿:是先天畸形胎儿中最常见的一种,女胎比男胎多 4 倍。

1)诊断要点

①临床表现:特殊外观为无颅盖骨,双眼突出,颈短,若伴羊水过多常早产,否则为过期产。分两种类型,一种是脑组织变性坏死突出颅外,另一种类型是脑组织未发育。

②体征:腹部检查时,感觉胎头较小。肛门检查和阴道检查时,可扪及凹凸不平的颅底部。

③辅助检查如上所述,孕母血清标志物 AFP、HCG 等结合 B 型超声多可确诊。超声可在孕 10 周对无脑儿做出诊断。

④鉴别诊断:应与面先露、小头畸形、脑脊膜膨出相区别。大的脑脊膜膨出常伴有大面积颅骨缺损。孕 14 周后 B 型超声探查见不到圆形颅骨光环,头端有不规则瘤结,也可行 X 线摄片,无颅盖骨即可确诊。

2)处理:无脑儿无存活可能,一经确诊应引产,分娩多无困难,偶尔因头小不能充分扩张软产道而致胎肩娩出困难,需耐心等待。如伴有脑脊膜膨出造成分娩困难,可行毁胎术或穿颅。

(2)脊柱裂:属脊椎管部分未完全闭合的状态。胎儿脊柱在孕 8~9 周开始骨化,骨化过程若椎体两半不融合则形成脊椎裂,多发生在胸腰段,孕 18 周是发现的最好时机,20 周后表现明显,B 型超声可见脊柱间距变宽或形成角度呈 V 或 W 形,脊柱短小,不规则弯曲,不完整。严重者应终止妊娠。

四、其他

如环境、药物、微生物感染等所致的畸形,本节不做介绍。

第六节　死　胎

死胎是指妊娠 20 周后胎儿在子宫内死亡。胎儿在分娩过程中死亡称为死产,亦是死胎的一种。如死胎滞留过久,可引起母体凝血功能障碍,分娩时发生不易控制的产后出血,对产妇危害极大,在临床上及时诊断、处理是非常必要的。

【病因】

胎儿缺氧是造成胎儿宫内死亡最常见的原因,大约半数以上死胎为胎儿宫内缺氧所致。引起胎儿缺氧的因素有母体因素、胎盘因素、脐带因素、胎儿因素,具体情况如下:

1.母体因素

(1)严重的妊娠合并症致胎盘供血不足:妊娠期高血压疾病、妊娠合并慢性肾炎的孕妇可由于全身小动脉血管痉挛,引起子宫胎盘血流量减少,绒毛缺血缺氧导致胎儿死亡。

(2)红细胞携氧量不足:妊娠合并重度贫血,妊娠合并肺部疾病如肺炎、支气管哮喘、肺源性心脏病,各种原因导致的心功能不全,可导致母体红细胞携氧量不足引起胎儿宫内缺氧死亡。

(3)出血性疾病:母体产前出血性疾病如前置胎盘、胎盘早剥、子宫破裂、创伤等引起母体失血性休克,导致胎死宫内。

（4）妊娠并发症：妊娠期肝内胆汁淤积症患者由于胎盘胆汁淤积，绒毛水肿、绒毛间隙变窄，胎盘循环血流量减少，导致胎儿缺氧死亡；妊娠期的溶血性疾病和母儿血型不合（ABO 血型和 Rh 血型）可发生胎儿水肿死亡；糖尿病合并妊娠和妊娠期糖尿病孕妇发生不明原因的胎儿死亡。

（5）妊娠合并感染性疾病：细菌感染如 B 型链球菌致急性羊膜绒毛膜炎所致的感染性发热，导致机体氧气需要量迅速增加，供不应求而缺氧引起胎儿死亡；病毒性感染如风疹病毒、巨细胞病毒、单纯疱疹病毒等宫内病毒感染可导致胎死宫内；弓形体病在妊娠中期感染胎儿可发生广泛性病变，引起死亡。

（6）子宫局部因素：子宫张力过大或子宫收缩过强、子宫肌瘤、子宫畸形、子宫过度旋转等均可影响胎盘的血流供应，引起胎儿死亡。

（7）妊娠期生活不良行为：妊娠期吸烟、酗酒、吸毒等不良行为可以导致胎盘循环血流量减少，胎儿缺氧死亡；妊娠期应用对胎儿有致畸作用的药物可使遗传基因发生突变，致染色体畸变，导致胎儿死亡。

2.胎盘因素

胎盘因素是引起胎儿宫内缺氧死胎的重要因素，可表现为胎盘功能异常和胎盘结构异常。

（1）胎盘功能异常：过期妊娠使胎盘组织老化、胎盘功能减退，对胎儿的氧气和营养物质供应减少，特别是过度成熟胎儿对缺氧的耐受能力明显下降，容易发生胎儿宫内窘迫和胎死宫内；妊娠期严重的合并症和并发症亦常导致胎盘功能减退，胎盘循环血流量减少。胎盘感染炎性渗出增多、组织水肿，影响母胎间的血液交换导致胎死宫内。

（2）胎盘结构异常：轮状胎盘、膜状胎盘、胎盘过小，胎盘梗死使母胎间的营养物质交换面积减少；胎盘早剥时剥离面积达 1/2 时可导致胎儿宫内死亡。

3.脐带因素

脐带异常可使胎儿与母体间的血流交换中断，导致胎儿急性缺氧死亡。脐带扭转、脐带先露、脐带脱垂、脐带打结、脐带缠绕、脐带根部过细、脐带过短是临床引起死胎最常见的原因；单脐动脉亦可导致死胎。

4.胎儿因素

如严重的胎儿心血管系统功能障碍、胎儿严重畸形、胎儿生长受限、胎儿宫内感染、严重的遗传性疾病、母儿血型不合等。

【病理改变】

1.浸软胎

胎儿皮肤变软，触之脱皮，皮肤色素沉淀而呈暗红色，内脏器官亦变软而脆，头颅的结缔组织失去弹性而重叠。

2.压扁胎

胎儿死亡后，羊水被吸收，胎盘循环消失发生退化，身体结构相互压迫，形成干枯现象。

3.纸样胎

常见于多胎妊娠，其中一个胎儿死亡，另外的胎儿继续妊娠生长，已经死亡的胎儿枯干受压似纸质。纸样胎是压扁胎的进一步变化。

4.凝血功能障碍

胎儿宫内死亡 3 周以上仍未排出,退变的胎盘组织释放促凝物质和羊水释放凝血活酶进入母体血循环,激活母体凝血系统而引起弥散性血管内凝血,导致血液中的纤维蛋白原和血小板降低,发生难以控制的大出血。

【临床表现及诊断】

(1)孕妇自觉胎动停止,乳房胀感消失、乳房变软缩小,子宫不继续增大。

(2)腹部检查宫底高度及腹围小于停经月份,无胎动及胎心音。

(3)死胎在宫内停留时间过久,可有全身疲乏,食欲不振,腹部下坠,产后大出血或致弥漫性血管内凝血(DIC)。

(4)超声检查是诊断死胎最常用、方便、准确的方法。超声可显示胎动和胎心搏动消失。胎儿死亡时间不同,其超声检查显像亦不同。死亡时间较短,仅见胎心搏动消失,胎儿体内各器官血流、脐带血流停止、身体张力及骨骼、皮下组织回声正常,羊水无回声区、无异常改变。死亡时间较长超声反映的为胎儿浸软现象,显示胎儿颅骨强回声环形变、颅骨重叠变形;胎儿皮下液体积聚造成头皮水肿和全身水肿表现;液体积聚在浆膜腔如胸腔、腹腔;腹腔内肠管扩张并可见不规则的强回声显示;少量气体积聚也可能不产生声像阴影。如果死胎稽留宫内,进一步浸软变形,其轮廓变得模糊,可能会难以辨认,此时须谨防孕妇弥散性血管内凝血的发生。偶尔超声检查也可发现胎儿的死因如多发畸形等。

【临床处理】

死胎一经诊断且尚未排出者,无论胎儿死亡时间长短均应积极处理、尽快引产。引产处理前应详细询问病史,判断是否合并存在肝炎、血液系统疾病等能引起产后出血和产褥感染的疾病,并及时处理;同时常规检查凝血功能;死胎引产仔细检查胎盘、脐带和胎儿,寻找死胎发生的原因。

(1)胎儿死亡时间短:可直接采用羊膜腔内注入依沙吖啶引产或前列腺素制剂引产;宫颈条件成熟亦可采用催产素静脉滴注引产。

(2)胎儿死亡 4 周尚未排出,凝血功能监测显示凝血功能异常者,引产术前时准备新鲜冰冻血浆、血小板、纤维蛋白原。若纤维蛋白原<1.5g/L,血小板<100×10^9/L,应先抗凝治疗,待纤维蛋白原恢复正常再引产清除死胎。首选肝素,肝素可阻止病理性凝血过程又保护凝血成分不再被消耗。肝素剂量一般为 0.5mg/kg,每 6 小时给药一次。一般用药 24~48 小时后血小板和纤维蛋白原可恢复到有效止血水平。

引产方法有:①缩宫素静脉滴注引产。在使用缩宫素前先口服己烯雌酚 5mg,3/d,连用 5d,以提高子宫平滑肌对缩宫素的敏感性;②羊膜腔内注射药物引产。临床常用药物为依沙吖啶。依沙吖啶在妊娠晚期可引起子宫强烈收缩,导致子宫破裂,故对有剖宫产史者应慎用。肝肾功能不全者禁用;③米非司酮配伍前列腺素引产。此法可用于妊娠 24 周前;亦可采用前列腺素 E2 阴道栓剂终止 28 周内死胎。

若死胎接近足月且胎位异常,在宫口开大后予以毁胎,以保护母体免受损伤;若在引产过程中出现先兆子宫破裂需及时行剖腹探查术,胎盘娩出后应详细检查胎盘、脐带,以明确胎儿死亡原因。产后应注意严密子宫收缩和产后出血情况,应用抗生素预防感染和退乳处理。

第七节　脐带异常

脐带是连接母体与胎儿之间的桥梁,胎儿通过脐带、胎盘与母体进行营养和代谢物质交换。脐带长度的正常范围是 35～70cm,平均 54cm;其横切直径为 1.5～2cm,脐带外面为一层羊膜,内由包埋在华尔通氏胶中的两条动脉和一条静脉组成。脐带异常时可影响胎儿的生长发育,甚至导致胎儿死亡。常见的脐带异常包括:脐带自身异常、脐带附着异常。

一、脐带自身异常

分为结构异常、位置异常。

1.脐带结构异常

(1)脐带长度异常:有报告表明脐带的长度与妊娠早期和中期时羊水的多少和胎儿的活动度有关,胎儿活动多者脐带长,反之较短,如:先天愚型的胎儿活动少,脐带较短。一般在妊娠 28 周时脐带长度已达到足月时的长度。

①脐带过长:脐带长度超过 70cm,多为正常的 2 倍。有报道脐带最长为 300cm。过长的脐带易造成缠绕、打结、脱垂、脐血管栓塞。B 超检查可见较多的脐带影像。

②脐带过短:脐带长度短于 30cm,其发生率为 1%。文献报道最短者仅 0.5cm。脐带过短在临产前多无症状。临产后由于胎儿下降时牵拉脐带使脐血管过度延伸变窄,血流受阻,胎儿血液循环减少,易导致胎心变慢,胎儿缺氧、窒息,并有发生胎盘早期剥离、子宫内翻、胎儿脐疝、脐血管或脐带断裂等危险。表现在产程(尤其是第二产程)进展缓慢,甚至滞产,在宫缩、胎先露下降时胎心减慢,宫缩间歇时,先露回缩,胎心可恢复。胎心监护可出现散发减速。

③无脐带:非常罕见,此时胎盘直接与胎儿腹壁相连,合并脏器外翻,这是体蒂发育异常的结果。也有的胎盘连于胎儿头皮,合并颅骨缺损和其他畸形。

(2)脐带粗细异常

①脐带水肿:临床多称胶质脐带,原因不明,一般多伴有胎儿水肿,可见于母儿血型不合、母亲糖尿病、早产和浸软胎儿。水肿的脐带切片见华通氏胶内有大小不等的空泡。

②脐带过细:脐带直径在孕中期迅速增粗,至 30 周达高峰,若脐带直径短于 1.6cm,称脐带过细。细脐带受压时,易使胎儿血液循环受阻,引起胎儿宫内窘迫或猝死。

(3)脐带血管异常

①单脐动脉:只有一条脐动脉称单脐动脉。其发生率文献报道差异很大在 0.20%～12%,多胎妊娠发生机会稍高于单胎妊娠为 0%～7%。发生原因是发育成脐动脉的两条尿囊动脉中一条发育不良或萎缩,或早期暂时性单脐动脉期持续不变。单脐动脉胎儿的孕母多有死胎、畸形和多次流产史,且多合并糖尿病、羊水过多、先兆子痫。单脐动脉胎儿畸形率和死亡率高,如胃肠道、骨骼、泌尿生殖道、心血管、中枢神经系统畸形。但畸形并非全是致死性的。所以,产科医师接生时应常规检查脐带,如有异常,要检查婴儿是否存在其他畸形,以利于早期诊治。目前,B 超检查配合彩色多普勒可较准确地发现胎儿单脐动脉。

②脐血管破裂出血和血肿:脐血管自然破裂极罕见,多发生在较短的脐带在临产后先露部

下降时的牵拉,使脐血管撕裂出血或脐带内出血。脐带血肿也很少见,但血肿多发生于静脉近胎儿端压迫脐带影响胎儿循环,均可导致胎儿死亡。

③脐带血管血栓形成:非常少见,常因脐带受压、扭转、狭窄、脐带肿瘤、胎盘剥离或感染等引起。脐动脉血栓常伴有脐静脉血栓,而脐静脉血栓形成可能是由于缩宫素引起子宫强烈收缩造成的。有脐带血管血栓的胎儿死亡率很高。但胎儿死亡往往是其他原因引起的,脐血管血栓形成是并发症,并不是致死的原因。

④脐带静脉曲张:多为脐带局部静脉过长,形成假结,有时成袢突出,状如静脉曲张。而真正的静脉曲张少见。

⑤脐血管数目的异常:为右侧尿囊静脉不退化,仍然保留,出现两条脐静脉;也有脐带内有4条或2条血管的报道。

(4)脐带内的残留胚胎组织:有尿囊、脐肠系膜导管残留等,临产意义不大。

(5)脐带囊肿:

①自胎生残留物衍化而来的脐带囊肿:可来自尿囊、卵黄囊肠系膜管残留的囊肿,没有临床意义。可借助病理来鉴别。

②羊膜上皮包涵囊肿:非常少见,多很小,囊内覆以羊膜上皮。

③华通氏胶退变形成的囊肿:华通氏胶黏液样退变形成的空腔,内含黏液,没有上皮。

(6)脐带炎症:脐带内见白细胞浸润,但并非所有的浸润都表示存在真正的感染。

(7)脐带肿瘤:真正的脐带肿瘤罕见,可分为血管瘤、畸胎瘤,均为良性,文献未见有恶性肿瘤的报道。

①血管瘤:多很小,但直径可达到17cm,肿瘤自华通氏胶毛细血管发生,属脐带原始血管间叶组织的畸形,不是真正的肿瘤。

②畸胎瘤:妊娠早期原肠陷入脐带,使得原始生殖细胞有可能从原肠游走到脐带结缔组织内,发生畸胎瘤。

2.脐带位置异常

(1)脐带打结

①脐带假结:较常见,多为脐血管长于脐带或脐静脉长于脐动脉,华通氏胶增厚形成的假性结节,无临床意义。

②脐带真结:多于妊娠3～4个月,胎儿较小,活动度较大时发生,一般先有脐带缠绕,而后胎儿穿过脐带环形成真性结节。多见于脐带过长、羊水过多、单羊膜囊双胎等。真结未拉紧时,不影响胎儿血液循环,可无症状,但临产后随着胎先露的下降,结节张力增加,会引起胎心改变,甚至危及生命。

(2)脐带缠绕:脐带围绕胎儿颈部、四肢、躯干称为脐带缠绕。以脐带绕颈多见(17%),多与脐带过长、胎动过频、羊水量多等有关。脐带缠绕使可移动的脐带变短,其后果与真性脐带过短相同。现超声检查可以诊断脐带绕颈,准确率可达94.2%。脐带缠绕的胎儿在妊娠期多无症状,临产后无胎心及胎动异常可待产,如出现产程延长、胎心变化应立即给产妇吸氧,左侧卧位,如无效,则剖宫产结束分娩;若宫口已开全,无头盆不称可行阴道助产。

(3)脐带扭转:指脐带沿其纵轴扭转呈螺旋形,生理性扭转可达6～11周。过多的脐带扭转多与脐带发育不良、多产、胎动频繁等有关。可造成胎儿血液循环延缓、中断,发生胎儿生长受限,甚至胎死宫内。所以孕妇应学会自测胎动,如发现异常,应及时就诊。

(4)脐带脱垂:0.4%～10%,国外为0.25%～0.5%。脐带位于胎儿先露部的前方或一侧,胎膜未破者称脐带先露,也称隐性脐带脱垂;如胎膜已破,脐带进一步脱出于先露下,经宫颈进入阴道内或达到阴道外口,称脐带脱垂,也称显性或完全脐带脱垂。发生率国内约多与胎位异常、头盆不称、胎膜早破、羊水过多、不当的医疗处置有关。

3.诊断要点

(1)临产表现:破膜后胎心率变慢,或宫缩后胎心率仍慢且不规则;如在第一产程未破膜前有胎心改变,经垫高臀部或改变体位后胎心情况转好都应考虑到脐带脱垂的可能。破膜后,阴道检查触及脐带或脐血管搏动。

(2)超声检查可在胎先露前面见到脐带影像;临产后进行胎心监护,有助于隐性脐带脱垂的发现。

4.处理

(1)一旦确诊应立即使孕妇臀高位或胸膝卧位,如胎儿存活应立即剖宫产。同时,减少脐带受压,恢复血液循环。将胎先露上推,使脱出的脐带还纳回阴道,使脐带免受外界刺激,以减少脐血管痉挛及迷走神经兴奋所致的循环障碍;停止应用促宫缩药物,应用子宫松弛药,使子宫血管扩张。如地西泮10mg静脉推注;利托君50mg,加入5%葡萄糖500ml中,静脉滴注;或25%硫酸镁5～10g静脉滴注。

(2)如胎心已消失,脐带搏动已停止;或胎儿较小,不能成活,可待其自然分娩。如宫口已开全,无头盆不称,胎心尚存,可行产钳助产。

(3)在缺乏紧急剖宫产条件时,应经导尿管注入500～700ml生理盐水充盈膀胱,同时用宫缩抑制药利托君50mg加入5%葡萄糖500ml静脉滴注,按宫缩情况调节滴数。每分钟40～49滴。同时监测产妇生命指征及胎心监护。手术时放空膀胱,停用利托君。

二、脐带附着异常

正常脐带附着在胎儿面正中或旁正中,约占90%。

1.边缘性附着

脐血管附着在胎盘组织的边缘似球拍状。国内报道发生率为10%左右,国外为5.6%。目前未发现有任何临床意义。

2.帆状附着

脐带附着于胎膜上,脐血管经过羊膜与绒毛膜之间进入胎盘,又称为帆状胎盘。

第八节　胎盘异常

胎盘是胚胎与母体组织的结合体,是联系母儿的重要器官。正常胎盘呈圆形或卵圆形,呈盘状。足月妊娠时胎盘直径15～20cm,分为光滑的胎儿面和粗糙的母体面,母体面被浅沟分为10～20个胎盘小叶。脐带附着于胎盘中央、偏侧或边缘。可分为形态、位置异常。

一、胎盘形态异常

1.有缘胎盘和轮状胎盘

由于绒毛膜板比胎盘底板小,胎膜不像正常移行到胎盘的边缘,而是与胎盘边缘有一定的距离,使胎盘边四周的绒毛组织或部分绒毛组织在绒毛膜板界限以外。如果胎膜在一个平面上,则在胎盘周围形成一个白色环,称为有缘胎盘;如果胎膜折叠形成一个稍隆起的嵴,则称为轮状胎盘。前者临床意义不大,后者多见于经产妇,且常伴有流产、早产、产前出血、围生期胎儿死亡、低体重儿、产后胎膜滞留等。

2.膜状胎盘

非常罕见,胎盘面积大而薄,但不一定全部如膜状,可以部分为膜状,是异常伸展的胎盘,直径可达35cm,而厚度仅0.5cm。这种胎盘是早期妊娠时,应当萎缩的平滑绒毛膜部分的绒毛未萎缩所致。常引起从妊娠早期开始的反复性阴道出血,逐渐加重,类似中央性前置胎盘,还易发生流产、早产、低体重儿、产后出血、胎盘粘连以致临床不得不手取胎盘或切除子宫。

3.环状胎盘

胎盘为一空心圆柱体或一完整的环,较少见,是孕卵着床过深或过浅的返祖现象。这样的胎盘易粘连,造成剥离困难,易引起产后大出血。

4.筛状胎盘

极为罕见,胎盘中心缺少一小叶绒毛,但有绒毛膜板。易误认为胎盘小叶不全,进行不必要的探查或刮宫。

5.副叶胎盘和假叶胎盘

是在主体胎盘附近有一个或多个大小不等的副叶与之相连,特点是主体和副叶之间有胎儿血管相连,接受其胎儿的血循环。若副胎盘与主胎盘之间无血管相连,则称为假叶胎盘。这类胎盘的形成,可能是由于局部包蜕膜与真蜕膜在非常早的时期就融合,因而有较好的血供,使部分应该退化的平滑绒毛膜没有退化。二者常附着于子宫下端或侧壁,可被误诊为前置胎盘。副胎盘常遗留在子宫内而被忽视,导致母体产后大出血并继发感染。所以,必须认真检查每个胎盘边缘有无血管撕裂痕迹,及时发现副叶胎盘。

6.多叶胎盘

由于受精卵着床后底蜕膜血管供给不足,呈现局灶状分布,使胎盘形成多叶状。常见为两叶,发生率为2.2%~4.2%,多见于多产妇、大龄和有不育史的孕妇。易残留在宫腔内,引起产后出血和感染。

7.帆状胎盘

如上节所述,帆状胎盘指脐带附着于胎膜上。其发生率为0.1%~13.6%,多胎妊娠时发生率明显增高,双胎中9%的胎盘为帆状,三胎胎盘多是帆状。形成原因不清,可能与受精卵着床异常或由前置胎盘演变而来。如胎膜上的血管通过子宫下段或越过子宫内口附近时,处于胎先露之前称为血管前置。如前置血管断裂,对胎儿危害极大。

(1)诊断要点

①临床表现:前置血管在破膜后立即出现无痛性阴道流血,量不多,但引起胎儿心率急剧下降。也有阴道出血发生在破膜后,或不出血。阴道检查可触及胎膜上有固定的搏动血管,频

率与胎心率相同,与先露之间无间隙,无华通氏胶保护。

②辅助检查:B超检查如发现在宫颈内口区有与脐带搏动一致的条索状低回声区,应考虑有前置血管的可能;通过已扩张的宫口用羊膜镜检查可以直接观察出血情况,还可取胎儿头皮血,测定胎儿失血情况。

③鉴别诊断:需与前置胎盘或见红多、胎盘早剥鉴别,后者阴道流血多来自母体,不同的临床症状和B超有助于鉴别。

(2)处理:本病对母体无害,仅对胎儿及新生儿构成威胁。如可进行产前诊断,可以提高围生儿的存活率。疑有前置血管而胎儿存活,应尽快结束分娩。

8.巨大胎盘

正常胎盘重500~600g,约占新生儿体重的1/6。巨大胎盘系指胎盘重量超过800g,与胎儿体重比例发生变化,其面积增大、绒毛肥大、水肿,间质组织增殖等。常见于妊娠高血压综合征、过熟儿、羊水过多症、多胎、巨大胎儿、胎儿溶血症、母体糖尿病、梅毒等。

二、胎盘位置异常

1.前置胎盘

2.植入胎盘

由于底蜕膜完全或部分缺损导致胎盘与宫壁粘连,按胎盘绒毛侵入子宫肌层的程度分为3类:①粘连性胎盘,胎盘绒毛粘连或附着于子宫肌层;②侵蚀性或穿透性胎盘,胎盘绒毛侵入或侵蚀子宫肌层;③植入或穿透性胎盘,胎盘绒毛穿透子宫肌层。发生率报道不一,多见于高龄产妇和(或)多产妇,与多次刮宫或内膜损伤、子宫手术史等有关。出血严重程度与植入的部位、大小、深度成正相关。如娩出胎儿后,感觉胎盘剥离困难,牵拉脐带时,宫底伴随胎盘一起下降,应怀疑胎盘粘连或植入的可能。若为植入,应立即开腹手术处理。

第八章　异常分娩

第一节　产力异常

产力包括子宫肌、腹肌、膈肌及肛提肌的收缩力,以子宫肌收缩力为主。产力异常指子宫肌收缩力异常。

一、子宫收缩乏力

子宫收缩乏力指子宫收缩虽有正常的节律性、对称性和极性,但间歇期长、持续时间短、收缩力弱,既不能促使子宫颈口逐渐扩张,也不能迫使胎儿逐渐下降,临产后即表现为子宫收缩乏力,称原发性宫缩乏力,导致潜伏期延长;如发生在产程某一阶段时,则为继发性宫缩乏力,常导致活跃期延长或停滞。

原因:头盆不称;胎位异常;精神因素;内分泌失调;子宫肌纤维过度伸展(羊水过多、多胎、巨大胎儿等)或变性(多次妊娠与分娩,曾有子宫急、慢性感染等);子宫发育不良或畸形;子宫肌瘤;临产后使用较大剂量镇静、镇痛药等引起。

【诊断标准】

1.临床表现

(1)子宫收缩协调,但间隔时间长、持续时间短、收缩力弱:待产妇有不同程度不适和疲劳。

(2)潜伏期延长:潜伏期>16小时。

(3)活跃期延长:活跃期>8小时。

(4)活跃期停滞:活跃期2小时内子宫颈口扩张无进展。

(5)胎头下降延缓或停滞:初产妇活跃晚期,胎头下降速度<1cm/h;经产妇<2cm/h。胎头不下降达1小时以上,为下降停滞。

(6)第二产程延长:宫口开全后,初产妇超过2小时,经产妇超过1小时尚未分娩。

(7)总产程>24小时为滞产。

(2)检查

(1)腹部检查:子宫收缩时,子宫硬度用手指压子宫底部肌壁仍有凹陷出现。

(2)肛门或阴道检查:子宫口开张速度:潜伏期<1cm/4h,活跃期<1.2cm/h。

【治疗原则】

1.第一产程

(1)运用四步触诊法复查胎产式及胎方位,重新估计胎儿大小。

(2)阴道检查:了解子宫颈口扩张程度,有无宫颈水肿、胎方位、胎先露高低及产瘤有无和大小;了解骨盆大小、形态,除外头盆不称。如发现产道及(或)胎位异常,估计不能经阴道分娩者,及时施行剖宫产术。

（3）估计可经阴道分娩而胎儿监测无窘迫征象，采取下列措施。

1）鼓励进食：摄入不足者，可予补液，纠正酸中毒、电解质紊乱。

2）产妇极度疲劳时，可给予哌替啶 50～100mg（潜伏期）或地西泮（活跃期）10mg 静脉或肌内注射，以期起到镇静及促进子宫颈口扩张作用。

3）经以上处理 2～4 小时后，如子宫收缩不见转强，或宫口无进展时，阴道内检查除外头盆不称后应加强子宫收缩，按下列步骤进行。①嘱排空膀胱排尿困难而膀胱胀满者，导尿。②破膜注意羊水流出量、颜色及性状。③静脉滴注催产素破膜后 0.5～1 小时，如宫缩不见转强，静脉滴注催产素加强宫缩。

（2）第二产程

（1）胎头颅骨最低点未过坐骨棘，宫口开全已达或超过 2 小时或出现胎儿窘迫征象，应立即施行剖宫产术。

（2）第二产程延长，胎先露已达 S^{+3}，可行产钳或胎头负压吸引器助产。

（3）慎防产后子宫收缩乏力性出血及产褥感染。

二、子宫收缩过强

子宫收缩过强是指子宫收缩的节律性、对称性和极性均正常，仅收缩力过强、收缩持续时间长而间歇期时间短。若头盆相称，过强宫缩可致子宫颈口迅速开全，分娩在短时间内结束，总产程不足 3 小时称急产，可致母体会阴、阴道甚至子宫颈裂伤；脱落产（BBA），因未消毒引起感染和会阴裂伤。过强宫缩使胎盘血循环受阻，易发生胎儿窘迫、新生儿窒息或死亡；胎儿娩出过快，不能适应外界压力的骤变，可发生颅内血管破裂出血；生产时，新生儿坠地，可发生骨折、外伤等。如头盆明显不称，过强宫缩可造成子宫破裂，危及母、儿安全。

【诊断标准】

1.宫缩持续时间可长达 1 分钟，而间歇期可短至 1～2 分钟。宫缩极期时，子宫硬。

（2）产程进展迅速，子宫颈口扩张及胎头下降均快。

3.头盆不称时，在子宫颈口扩张同时胎头迟迟不下降。

【治疗原则】

1.凡有急产史的孕妇，尤其胎先露位置较低者，应在临产前提前住院待产。

（2）产程中吸氧及监测胎儿心率。

3.宫缩过强时酌情给予阿托品 0.5～1mg，肌内注射，或 25％硫酸镁 10ml 溶于 5％葡萄糖溶液 20ml 中缓慢静脉滴注。

三、子宫收缩不协调

子宫收缩丧失对称性及极性，为无效宫缩。由于宫腔内张力高，易至胎儿缺氧。多由精神过度紧张或头盆不称或胎膜早破羊水过少引起。

【诊断标准】

1.产妇感持续腹痛，拒按，呼叫，烦躁不安，疲惫不堪。

（2）子宫收缩纤颤样，宫缩间歇时子宫壁仍不放松或有压痛。

3.胎心过速或不规律，有时胎位扪不清。

4.子宫颈口不扩张，胎先露不下降。

【治疗原则】

1.哌替啶 100mg,肌内注射,使产妇入睡,醒后可能恢复协调性收缩,产程得以顺利进展。

(2)如不协调性子宫收缩已被控制,头盆相称,但宫缩不强,可采用催产素静脉滴注催产。

3.若不协调性子宫收缩未能纠正,伴有胎儿窘迫或头盆不称,应行剖宫产术。

四、子宫痉挛性狭窄环

子宫壁某段肌肉呈痉挛性不协调收缩所形成的环状狭窄,可出现于子宫任何部位,但子宫体部与下段交界处最为多见,也可围绕胎体小部位,如颈、腰处,或在子宫颈外口处。宫缩时,狭窄环上部的肌肉收缩传不到环的下部,产程停滞;环紧卡胎体,阻碍胎儿下降。多因精神过度紧张,粗暴的阴道操作使子宫局部受到强刺激,或滥用宫缩剂等引起。

【诊断标准】

(1)宫缩时,胎先露部不但不下降,反而上升;子宫颈口不但不扩张,反而缩小。

(2)腹部在子宫上、下段处有狭窄环使子宫呈葫芦形,此环不随宫缩上移。

(3)阴道检查有时可在子宫腔内触及坚硬而无弹性的环状狭窄,环的上、下部分均不紧张。

【治疗原则】

(1)立即停止阴道操作或停用宫缩剂。

(2)给予镇静解痉剂,哌替啶 100mg,肌内注射或阿托品 1mg 或 25％硫酸镁 20ml 稀释后,在 5～10 分钟内缓慢静脉推注。

(3)若经上述处理,狭窄环仍不松弛,且出现胎儿窘迫,应行剖宫术,子宫切口视术中狭窄环的位置而定。

(4)如宫口已开全,胎先露已入盆,可在麻醉下,试行阴道助产结束分娩。

第二节　骨产道异常

骨盆径线过短或形态异常,致使骨盆腔小于胎先露部可通过的限度,阻碍胎先露部下降,影响产程顺利进展,称为狭窄骨盆。狭窄骨盆可以为一个径线过短或多个径线同时过短,也可以为一个平面狭窄或多个平面同时狭窄。当一个径线狭窄时,要观察同一个平面其他径线的大小,再结合整个骨盆腔大小与形态进行综合分析,做出正确判断。

一、狭窄骨盆的分类

1.骨盆入口平面狭窄

分 3 级:Ⅰ级为临界性狭窄,骶耻外径 18cm,入口前后径 10cm,绝大多数可以经阴道自然分娩;Ⅱ级为相对性狭窄,骶耻外径 16.5～17.5cm,入口前后径 8.5～9.5cm,需试产后才能决定是否可以经阴道分娩;Ⅲ级为绝对性狭窄,骶耻外径≤16.0cm,入口前后径≤8.0cm,必须以剖宫产结束分娩。在临床实践中常遇到的是前两种。我国妇女常见以下两种类型:

(1)单纯扁平骨盆:骨盆入口呈横扁圆形,骶岬向前下突出,使骨盆入口前后径缩短而横径正常。

(2)佝偻病性扁平骨盆:童年患佝偻病,骨骼软化使骨盆变形,骶岬被压向前,骨盆入口前后径明显缩短,使骨盆入口呈横的肾形,骶骨下段向后移,失去骶骨正常弯度,变直向后翘。尾骨呈钩状突向骨盆出口平面。由于髂骨外展,使髂棘间径≥髂嵴间径;由于坐骨结节外翻,耻骨弓角度增大,骨盆出口横径变宽。

(2)中骨盆及骨盆出口平面狭窄

分三级:临界性狭窄,坐骨棘间径 10cm,坐骨结节间径7.5cm;相对性狭窄,坐骨棘间径 8.5～9.5cm,坐骨结节间径 6.0～7.0cm;绝对性狭窄,坐骨棘间径≤8.0cm,坐骨结节间径≤5.5cm。我国妇女常见以下两种类型:

(1)漏斗骨盆:骨盆入口各径线值正常。两侧骨盆壁向内倾斜,状似漏斗得名。其特点是中骨盆及骨盆出口平面均明显狭窄,使坐骨棘间径、坐骨结节间径缩短,耻骨弓角度<90°。坐骨结节间径与出口后矢状径之和<15cm,常见于男型骨盆。

(2)横径狭窄骨盆:与类人猿型骨盆类似。骨盆入口、中骨盆及骨盆出口横径均缩短,前后径稍长,坐骨切迹宽。测量骶耻外径值正常,但髂棘间径及髂嵴间径均缩短。中骨盆及骨盆出口平面狭窄,产程早期无头盆不称征象,当胎头下降至中骨盆或骨盆出口时,常不能顺利地转成枕前位,形成持续性枕横位或枕后位造成难产。

3.骨盆三个平面狭窄

骨盆外形属女型骨盆,但骨盆入口、中骨盆及骨盆出口平面均狭窄,每个平面径线均小于正常值 2cm 或更多,称为均小骨盆,多见于身材矮小、体形匀称的妇女。

4.畸形骨盆

骨盆失去正常形态称畸形骨盆。仅介绍下列两种:

(1)骨软化症骨盆:现已罕见。系因缺钙、磷、维生素 D 以及紫外线照射不足,使成人期内质矿化障碍,被类骨组织代替,骨质脱钙、疏松、软化。由于受躯干重力及两股骨向内上方挤压,使骶岬突向前,耻骨联合向前突出,骨盆入口平面呈凹三角形,坐骨结节间径明显缩短,严重者阴道不能容纳 2 指。一般不能经阴道分娩。

(2)偏斜骨盆:系一侧髂骨翼与髋骨发育不良所致骶髂关节固定,以下肢和髋关节疾病,引起骨盆一侧斜径缩短的偏斜骨盆。

二、狭窄骨盆的临床表现

1.骨盆入口平面狭窄的临床表现

(1)胎头衔接受阻:一般情况下初产妇在妊娠末期,即预产期前 1～2 周或临产前胎头已衔接,即胎头双顶径进入骨盆入口平面,颅骨最低点达坐骨棘水平。若入口狭窄时,即使已经临产胎头仍未入盆,经检查胎头跨耻征阳性。胎位异常如臀先露、面先露或肩先露的发生率是正常骨盆的 3 倍。脐带脱垂发生率增加 6 倍。

(2)若已临产,根据骨盆狭窄程度、产力强弱、胎儿大小及胎位情况不同,临床表现也不尽相同:①骨盆临界性狭窄:若胎位、胎儿大小及产力正常,胎头常以矢状缝在骨盆入口横径衔接,多取后不均倾势,即后顶骨先入盆,后顶骨逐渐进入骶凹处,再使前顶骨入盆,则矢状缝位于骨盆入口横径上成头盆均倾势。临床表现为潜伏期及活跃期早期延长,活跃期后期产程进展顺利。若胎头迟迟不入盆,此时常出现胎膜早破,其发生率为正常骨盆的 4～6 倍。由于胎膜早破母儿可发生感染,胎头不能紧贴宫颈内口诱发反射性宫缩,常出现继发性宫缩乏力。潜伏期延长,宫颈扩张缓慢。②骨盆绝对性狭窄:若产力、胎儿大小及胎位均正常,但胎头仍不能入盆,常发生梗阻性难产。这种情况可出现病理缩复环,甚至子宫破裂。如胎先露部嵌入骨盆入口时间较长,血液循环障碍,组织坏死,可形成泌尿生殖道瘘。在强大的宫缩压力下,胎头颅骨重叠,严重时可出现颅骨骨折及颅内出血。

(2)中骨盆平面狭窄的临床表现

(1)胎头能正常衔接:潜伏期及活跃期早期进展顺利。当胎头下降达中骨盆时,由于内旋转受阻,胎头双顶径被阻于中骨盆狭窄部位之上,常出现持续性枕横位或枕后位。同时出现继发性宫缩乏力,活跃期后期及第二产程延长,甚至第二产程停滞。

(2)胎头受阻于中骨盆:有一定可塑性的胎头开始变形,颅骨重叠,胎头受压,使软组织水肿,产瘤较大,严重时可发生脑组织损伤、颅内出血及胎儿宫内窘迫。若中骨盆狭窄程度严重,宫缩又较强,可发生先兆子宫破裂及子宫破裂。强行阴道助产,可导致严重软产道裂伤及新生儿产伤。

3.骨盆出口平面狭窄的临床表现

骨盆出口平面狭窄与中骨盆平面狭窄常同时存在。若单纯骨盆出口平面狭窄者,第一产程进展顺利,胎头达盆底受阻,第二产程停滞,继发性宫缩乏力,胎头双顶径不能通过出口横径,强行阴道助产,可导致软产道、骨盆底肌肉及会阴严重损伤,胎儿严重产伤,对母儿危害极大。

三、狭窄骨盆的诊断

在分娩过程中,骨盆是个不变因素。狭窄骨盆影响胎位和胎先露部在分娩机制中的下降及内旋转,也影响宫缩。在估计分娩难易时,骨盆是首先考虑的一个重要因素。在妊娠期间应查清骨盆有无异常,有无头盆不称,及早做出诊断,以决定适当的分娩方式。

1.病史

询问孕妇有无佝偻病、脊髓灰质炎、脊柱和髋关节结核以及外伤史。若为经产妇,应了解既往有无难产史及新生儿有无产伤等。

(2)全身检查

测量身高,孕妇身高<145cm应警惕均小骨盆。观察孕妇体形,步态有无跛足,有无脊柱及髋关节畸形,米氏菱形窝是否对称,有无尖腹及悬垂腹等。

3.腹部检查

(1)一般检查:观察腹型,尺测子宫长度及腹围,B型超声观察胎先露部与骨盆关系,还应测量胎头双顶径、胸径、腹径、股骨长,预测胎儿体重,判断能否通过骨产道。

(2)胎位异常:骨盆入口狭窄往往因头盆不称、胎头不易入盆导致胎位异常,如臀先露、肩先露。中骨盆狭窄影响已入盆的胎头内旋转,导致持续性枕横位、枕后位等。

(3)估计头盆关系:在正常情况下,部分初孕妇在预产期前2周,经产妇于临产后,胎头应入盆。若已临产,胎头仍未入盆,则应充分估计头盆关系。检查头盆是否相称的具体方法为孕妇排空膀胱,仰卧,两腿伸直。检查者将手放在耻骨联合上方,将浮动的胎头向骨盆腔方向推压。若胎头低于耻骨联合前表现,表示胎头可以入盆,头盆相称,称胎头跨耻征阴性;若胎头与耻骨联合前表面在同一平面,表示可疑头盆不称,称胎头跨耻征可疑阳性;若胎头高于耻骨联合前表面,表示头盆明显不称,称胎头跨耻征阳性。对出现跨耻征阳性的孕妇,应让其取两腿屈曲半卧位,再次检查胎头跨耻征,若转为阴性,提示为骨盆倾斜度异常,而不是头盆不称。

4.骨盆测量

(1)骨盆外测量:骨盆外测量的结果可以间接反映出真骨盆的大小。骨盆外测量各径线＜正常值 2cm 或能上能下为均小骨盆。骶耻外径＜18cm 为扁平骨盆。坐骨结节间径＜8cm,耻骨弓角度90°,为漏斗型骨盆。骨盆两侧斜径(以一侧髂前上棘至对侧髂后上棘间的距离)及同侧直径(从髂前上棘至同侧髂后上棘间的距离)相差＞1cm 为偏斜骨盆。

(2)骨盆内测量:骨盆外测量发现异常,应进行骨盆内测量。对角径＜11.5cm,骶岬突出为骨盆入口平面狭窄,属扁平骨盆。中骨盆平面狭窄及骨盆出口平面狭窄往往同时存在,应测量骶骨前面弯度、坐骨棘间径、坐骨切迹宽度(即骶棘韧带宽度)。若坐骨棘间径＜10cm,坐骨切迹宽度＜2 横指,为中骨盆平面狭窄。若坐骨结节间径＜8cm,应测量出口后矢状径及检查骶尾关节活动度,估计骨盆出口平面的狭窄程度。若坐骨结节间径与出口后矢状径之和＜15cm,为骨盆出口平面狭窄。

四、狭窄骨盆对母儿影响

1.对产妇的影响

若为骨盆入口平面狭窄,影响胎先露部衔接,容易发生胎位异常,由于胎先露部被隔在骨盆入口之上,常引起继发性宫缩乏力,导致产程延长或停滞。若为中骨盆平面狭窄,影响胎头内旋转,容易发生持续性枕横位或枕后位。胎头长时间嵌顿于产道内,压迫软组织引起局部缺血、水肿、坏死、脱落,于产后形成生殖道瘘;胎膜早破及手术助产增加感染机会。严重梗阻性难产若不及时处理,可导致先兆子宫破裂,甚至子宫破裂,危及产妇生命。

(2)对胎儿及新生儿的影响

头盆不称易发生胎膜早破、脐带脱垂,脐带脱垂发生率是正常产妇的 4～6 倍,导致胎儿窘迫,甚至胎儿死亡;产程延长,胎头受压,缺血缺氧容易发生颅内出血;产道狭窄,手术助产机会增多,易发生新生儿产伤及感染。

五、狭窄骨盆分娩时处理

首先应明确狭窄骨盆类别和程度,了解胎位、胎儿大小、胎心率、宫缩强弱、宫口扩张程度、胎先露下降程度、破膜与否,结合年龄、产次、既往分娩史进行综合判断,决定分娩方式。

1.一般处理

在分娩过程中,应安慰产妇,使其精神舒畅,信心倍增,保证营养及水分的摄入,必要时补液。还需注意产妇休息,要监测宫缩强弱,勤听胎心,检查胎先露部下降及宫口扩张程度。

(2)骨盆入口平面狭窄的处理

(1)明显头盆不称(绝对性骨盆狭窄):骶耻外径≤16cm,骨盆入口前后径≤8.0cm,胎头跨耻征阳性者,足月活胎不能入盆,不能经阴道分娩。应在临产后行剖宫产术结束分娩。

(2)轻度头盆不称(相对性骨盆狭窄):骶耻外径 16.5～17.5cm,骨盆入口前后径 8.5～9.5cm,胎头跨耻征可疑阳性。足月活胎体重＜3000g,胎心率及产力均正常,应在严密监护下试产。胎膜未破者可在宫口扩张 3cm 时行人工破膜。若破膜后宫缩较强,产程进展顺利,多数能经阴道分娩。试产过程中若出现宫缩乏力,可用缩宫素静脉滴注加强宫缩。试产 2～4h,

胎头仍迟迟不能入盆,宫口扩张缓慢,或伴有胎儿窘迫征象,应及时行剖宫产术结束分娩。若胎膜已破,为了减少感染,应适当缩短试产时间。

骨盆入口平面狭窄,主要为扁平骨盆的妇女,于妊娠末期或临产后,胎头矢状缝只能衔接于骨盆入口横径上。胎头侧屈使其两顶骨先后依次入盆,呈不均倾势嵌入骨盆入口,称为头盆均倾不均,若前顶骨先嵌入,矢状缝偏后,称前不均倾;若后顶骨先嵌入,矢状缝偏前,称后不均倾,当胎头双颅骨均通过骨盆入口平面时,即能较顺利地经阴道分娩。

3.中骨盆及骨盆出口平面狭窄的处理

在分娩过程中,胎儿在中骨盆平面完成俯屈及内旋转动作。若中骨盆平面狭窄,则胎头俯屈及内旋转受阻,易发生持续性枕横位或枕后位。产妇多表现活跃期或第二产程延长及停滞、继发性宫缩乏力等。若宫口开全,胎头双顶径达坐骨棘水平或更低,可经阴道徒手旋转胎头为枕前位,待其自然分娩,或行产钳或胎头吸引术助产。若胎头双顶径未达坐骨棘水平,或出现胎儿窘迫征象,应行剖宫产术结束分娩。

骨盆出口平面是产道的最低部位,应于临产前对胎儿大小、头盆关系做出充分估计,决定能否经阴道分娩,诊断为骨盆出口狭窄,不应进行试产。若发现出口横径狭窄,耻骨弓角度变锐,耻骨弓下三角空隙不能利用,胎先露部向后移,利用出口后三角空隙娩出。临床上常用出口横径与出口后矢状径之和估计出口大小。若两者之和>15cm 时,多数可经阴道分娩,有时需用胎头吸引术或产钳术助产,应做较大的会阴后一侧切开,以免会阴严重撕裂。若两者之和<15cm,足月胎儿不易经阴道分娩,应行剖宫产术结束分娩。

4.骨盆三个平面狭窄的处理

主要是均小骨盆。若估计胎儿不大,胎位正常,头盆相称,宫缩好,可以试产,通常可通过胎头变形和极度俯屈,以胎头最小径线通过骨盆腔,可能经阴道分娩。若胎儿较大,有明显头盆不称,胎儿不能通过产道,应尽早行剖宫产术。

5.畸形骨盆的处理

根据畸形骨盆种类、狭窄程度、胎儿大小、产力等情况具体分析。若畸形严重,明显头盆不称者,应及早行剖宫产术。

第三节 软产道异常

软产道包括子宫下段、宫颈、阴道及骨盆底软组织构成的弯曲管道。软产道异常所致的难产少见,容易被忽视。应于妊娠早期常规行双合诊检查,了解软产道有无异常。

一、外阴异常

1.会阴坚韧

多见于初产妇,尤其 35 岁以上高龄初产妇更多见。由于组织坚韧,缺乏弹性,会阴伸展性差,使阴道口狭小,在第二产程常出现胎先露部下降受阻,且可于胎头娩出时造成会阴严重裂伤。分娩时,应作预防性会阴后一侧切开。

（2）外阴水肿

重度子痫前期、重症贫血、心脏病及慢性肾炎孕妇，在有全身水肿的同时，可有重度外阴水肿，分娩时妨碍胎先露部下降，造成组织损伤、感染和愈合不良等情况。在临产前，可局部应用50％硫酸镁液湿热敷；临产后，仍有严重水肿者，可在严格消毒下进行多点针刺皮肤放液。分娩时，可行会阴后一侧切开。产后加强局部护理，预防感染。

3.外阴瘢痕

外伤、药物腐蚀或炎症后遗症瘢痕挛缩，可使外阴及阴道口狭小，影响胎先露部下降。若瘢痕范围不大，分娩时可作会阴后一侧切开。若瘢痕过大，扩张困难者，应行剖宫产术。

二、阴道异常

1.阴道横膈

横膈较坚韧，多位于阴道上、中段。在横膈中央或稍偏一侧常有一小孔，易被误认为宫颈外口。若仔细检查，在小孔上方可触及逐渐开大的宫口边缘，而该小孔直径并不变大。阴道横膈影响胎先露下降，当横膈被撑薄，此时可在直视下自小孔处将膈作 X 形切开。膈被切开后，因胎先露部下降压迫，通常无明显出血，待分娩结束再切除剩余的膈，用肠线间断或连续锁边缝合残端。若横膈高且坚厚，阻碍胎先露部下降，则需行剖宫产术结束分娩。

（2）阴道纵隔

阴道纵隔若伴有双子宫、双宫颈，位于一侧子宫内的胎儿下降，通过该侧阴道分娩时，纵隔被推向对侧，分娩多无阻碍。当阴道纵隔发生于单宫颈时，有时纵隔位于胎先露部的前方，胎先露部继续下降，若纵隔薄可自行断裂，分娩无阻碍。若纵隔厚阻碍胎先露部下降时，须在纵隔中间剪断，待分娩结束后，再剪除剩余的隔，用肠线间断或连续锁边缝合残端。

3.阴道狭窄

由产伤、药物腐蚀、手术感染致使阴道瘢痕挛缩形成阴道狭窄者，若位置低、狭窄轻，可作较大的会阴后一侧切开，经阴道分娩。若位置高、狭窄重、范围广，应行剖宫产术结束分娩。

4.阴道尖锐湿疣

妊娠期尖锐湿疣生长迅速，早期可治疗。体积大、范围广泛的疣可阻碍分娩，易发生裂伤、血肿及感染。为预防新生儿喉乳头瘤行剖宫产术。

5.阴道囊肿和肿瘤

阴道壁囊肿较大时，阻碍胎先露部下降，此时可行囊肿穿刺抽出其内容物，待产后再选择时机进行处理。阴道内肿瘤阻碍胎先露部下降而又不能经阴道切除者，均应行剖宫产术，原有病变待产后再行处理。

三、宫颈异常

1.宫颈外口黏合

多在分娩受阻时被发现。当宫颈管已消失而宫口却不扩张，仍为一很小的孔，通常用手指稍加压力分离黏合的小孔，宫口即可在短时间内开全。但有时为使宫口开大，需行宫颈切开术。

（2）宫颈水肿

多见于扁平骨盆、持续性枕后位或滞产，宫口未开全过早使用腹压，致使宫颈前唇长时间被压于胎头与耻骨联合之间,血液回流受阻引起水肿,影响宫颈扩张。轻者可抬高产妇臀部,减轻胎头对宫颈压力,也可于宫颈两侧各注入 0.5%利多卡因 5～10ml 或地西泮 10mg 静脉推注,待宫口近开全,用手将水肿的宫颈前唇上推,使其逐渐越过胎头,即可经阴道分娩。若经上述处理无明显效果,宫口不继续扩张,可行剖宫产术。

3.宫颈坚韧

常见于高龄初产妇,宫颈缺乏弹性或精神过度紧张使宫颈挛缩,宫颈不易扩张。此时可静脉推注地西泮 10mg。也可于宫颈两侧各注入 0.5%利多卡因 5～10ml,若不见缓解,应行剖宫产术。

4.宫颈瘢痕

宫颈锥形切除术后、宫颈裂伤修补后感染、宫颈深部电烙术后等所致的宫颈瘢痕,虽于妊娠后软化,若宫缩很强,宫口仍不扩张,不宜久等,应行剖宫产术。

5.宫颈癌

此时宫颈硬而脆,不应经阴道分娩,应行剖宫产术,术后放疗。若为早期浸润癌,可先行剖宫产术,随即行广泛性子宫切除术及盆腔淋巴结清扫术。

6.宫颈肌瘤

生长在子宫下段及宫颈部位的较大肌瘤,占据盆腔或阻塞于骨盆入口时,影响胎先露部进入骨盆入口,应行剖宫产术。若肌瘤在骨盆入口以上而胎头已入盆,肌瘤不阻塞产道则可经阴道分娩,肌瘤待产后再行处理。

第四节　胎位异常

一、臀位

因先露不同,分为单臀先露(腿直臀先露),完全臀先露(先露为臀和双足)及不完全臀先露[足及(或)膝先露]。均以胎儿骶骨为指示点,有骶左前、骶左横、骶左后、骶右前、骶右横、骶右后 6 种胎方位。

【诊断标准】

1.腹部检查

胎体纵轴与母体纵轴一致,于子宫底部触及圆而硬的胎头;在耻骨联合上方扪及较软、宽而不规则的胎臀;胎心音以脐部左上方或右上方最为清楚。

(2)肛门检查或阴道检查

胎先露较低时,可触及较软、形状不规则的胎臀、足或膝,如宫颈已扩张 2cm 以上、胎膜已破,可扪及胎臀、肛门。

3.辅助检查

B 超检查可提示臀先露类型。并可测量胎儿双顶径等各径线以推算胎儿体重,了解胎头仰伸程度。

【治疗原则】

1.妊娠期

妊娠 32 周后发现臀位，无合并症、无不良孕产史、无脐带绕颈者可试予矫正。

(1)膝胸卧位：每日 2 次，每次 15 分钟。1 周为一疗程，如有不适或胎动改变立即停止。

(2)艾灸或激光照射至阴穴：每日 1 次，每次 15 分钟，共 1 周。

(2)分娩期

胎儿无畸形，初产、足月单胎臀位，足先露、胎儿估计≥3500g，胎头仰伸，骨盆任一平面狭窄，高年初产，珍贵胎儿，以选择性剖宫产结束妊娠为妥。产道正常，经产臀位、胎儿较小，单臀先露，应争取阴道分娩。决定试产者，处理如下。

(1)第一产程：

1)产妇取左侧卧位，不灌肠，不作肛查，尽可能保持胎膜完整。

2)胎膜自破时，立即听胎心，并检查有无脐带脱出。持续胎心监护或每 10～15 分钟听胎心 1 次。堵臀过程中每次宫缩后听胎心。

3)严密观察产程，进入活跃期后，子宫颈扩张进度在初产妇至少应为 1cm/h，经产妇应达 1.5cm/h；胎先露下降进度应与子宫颈扩张平行。

4)如宫缩时在阴道口见到胎臀或胎足，应消毒外阴部做阴道检查以明确子宫颈扩张情况。即使子宫颈口已开全，为使阴道得以充分扩张、胎臀得以继续下降，应于宫缩时，用消毒治疗巾以手掌堵住阴道口，直至冲力甚大，估计胎臀即将娩出时，才准备接产。注意胎心变化，排空膀胱，并作好新生儿窒息的抢救准备。

5)如活跃期子宫颈扩张停滞、宫颈口开全而胎臀仍在坐骨棘水平以上，一般不用催产素静脉滴注，改行剖宫产术结束分娩。

6)产程中发生脐带脱垂，如宫颈开全有条件阴道分娩即作臀牵引术，若宫口未开全立即取臀高位将脐带轻轻还纳并手托在阴道内以最快速度在原地行剖宫产术。

(2)第二产程：

1)经产妇，胎儿不大，产力良好，等待自然分娩。

2)初产妇行会阴侧切术。避免在胎儿脐孔达会阴之前牵引。待胎儿脐部娩出会阴，接产者用双手按分娩机转协助胎肩、胎手及胎头娩出。娩出胎头时，不可猛力牵拉，慎防造成颅内出血或臀丛神经损伤；亦可用后出头产钳助娩。胎儿脐部娩出后，一般须在 7 分钟内娩出胎头。

二、横位

根据胎头在母体左或右侧、胎儿肩胛朝向前方或后方，分为肩左前、肩左后、肩右前、肩右后 4 种胎方位。

【诊断标准】

1.腹部检查

子宫呈横椭圆形，子宫底高度较妊娠月份为低，耻骨联合上方空虚。在母体腹部一侧触及胎头，另侧为胎臀。胎心音在脐周最清楚。

（2）肛门或阴道检查

胎膜未破时，先露部在骨盆入口上方，不能触及。若胎膜已破、子宫颈已扩张，可触及胎儿肩胛骨、肋骨及腋窝。如胎手已脱出子宫颈口，可用握手法鉴别为胎儿左手或右手。

3.辅助检查

B超检查能准确探清肩先露，并能确定具体胎位。

【治疗原则】

1.妊娠期

妊娠 30 周后发现横位，有明确的原因不必纠正，否则可试用膝胸卧式、艾灸或激光照射至阴穴位等方法纠正。

（2）分娩期

（1）有骨盆狭窄、难产史、前置胎盘等产科指征者，行剖宫产术结束分娩。

（2）经产妇临产早期，腹壁松弛，胎膜未破，行外倒转术后，用腹带固定胎位。倒转术失败或胎膜已破者，行剖宫产手术。

（3）子宫先兆破裂，无论胎儿是否存活，立即行剖宫产术。子宫感染严重者，同时行子宫切除术。

（4）胎儿已死亡，无子宫先兆破裂者，待宫口开全或接近开全时，在全身麻醉下行断头术或碎胎术。

（5）凡经阴道分娩者，胎盘娩出后应常规探查子宫颈、子宫下段及子宫体腔有无裂伤，及时处理。术前、术后应用抗生素防治感染。

三、持续性枕后位

分娩过程中，胎头枕部位于母体骨盆后方，经充分试产，当分娩以任何方式结束时不论胎头在骨盆哪个平面胎头枕部仍位于骨盆后方者称持续性枕后位。

【诊断标准】

1.腹部检查

头位，在母体腹前壁扪及胎儿肢体，胎背偏向侧方。胎心音在脐下偏外侧较响亮。如胎头俯屈不良，胎背直伸，前胸贴近母体腹壁，则胎心音可在腹中线处闻及。

（2）肛门检查或阴道检查

胎头矢状缝在骨盆右或左斜径上，大囟门在骨盆前方，小囟门在骨盆后方。若因胎头水肿、颅骨重叠，囟门扪不清，可从胎儿耳廓及耳屏位置、方向确定胎头方位。

3.辅助检查

B超检查时，根据胎头双顶径、颜面及枕部位置，可准确判断胎头方位。

【治疗原则】

（1）体位纠正，向胎背方向侧卧，即左枕后向左侧，右枕后向右侧以利胎头枕部转向前方。

（2）活跃晚期，若胎头下降延缓（进度＜1cm/h）或阻滞（停滞不下 1 小时以上）；或宫颈严重水肿；或出现胎儿窘迫现象，经处理后不进展应行剖宫产术。

（3）宫口开全，胎头下降，先露达≥S^{+3}时，准备产钳助娩。注意胎头塑形严重造成先露低的假象，先试用手旋转胎头枕部向前，使矢状缝与骨盆出口前后一致，如转成枕前位困难，可转成枕后位,然后产钳助产。

(4)胎盘排出后,立即检查软产道损伤。

四、持续性枕横位

临产后,胎头矢状缝取骨盆入口横或斜径入盆,在下降过程中未能完成内旋转者,经充分试产,分娩结束时仍持续于枕横位者称持续性枕横位。

【诊断标准】

1.腹部检查

胎背在母腹一侧,对侧为小肢体。胎头横阔。胎心音在胎背侧最清楚。

(2)肛门或阴道检查

胎头矢状缝位于骨盆横径上。

【治疗原则】

(1)密切观察胎头下降情况。

(2)胎头已入盆而出现第二产程停滞时,做阴道检查,徒手旋转胎头使其矢状缝与骨盆出口前后径一致,继续等待。若不成功,第二产程延长,胎头矢状缝仍位于骨盆出口横位上而先露已达 S^{+3},可用吸引器边旋转边牵引。也可用手转儿头为枕前位产钳助产。如手转儿头困难,亦可用 K 氏产钳回转助产。

五、高直位

胎儿以不屈不伸姿势位于骨盆入口之上,其矢状缝与骨盆入口前后径相一致,偏离不超过 15°,称高直位。胎头枕骨贴近耻骨联合者,为高直前位;枕骨靠近骶岬者,为高直后位。

【诊断标准】

1.腹部检查

高直前位时,胎背靠近母体腹前壁,耻骨联合后方正中稍显隆起,触摸胎头有较正常狭小感。高直后位时,胎儿小肢体靠近母体腹前壁,在下腹正中可触及胎儿下颏。无论高直前位还是高直后位,胎儿躯干较直,胎心音位置较高,在母体腹中线上。

(2)阴道检查

胎头矢状缝与骨盆前入口后径一致。根据大小囟门位置,判断为高直后位(枕骶位)或高直前位(枕耻位)。

3.辅助检查

B超可探明胎头矢状缝位于骨盆入口前后径上,而双顶径位于骨盆入口横径上。

【治疗原则】

1.高直后位

多需行剖宫产术结束分娩。

(2)高直前位

如胎儿较小、宫缩较强,可严密观察胎头是否俯屈、下降。如胎头双顶径达到或超过坐骨棘水平,有可能产钳助产。若胎头进一步仰伸成为颜面先露或额先露,产程无进展,应行剖宫产术。

六、颜面位

颜面先露,颜部最低,以下颏为指示点,其有颏左前、颏左横、颏左后、颏右前、颏右横、颏右后 6 种方位。

【诊断标准】

1.腹部检查

胎体伸直,故子宫底较高,在子宫底部扪及胎臀,颏前位时胎儿肢体靠近母体腹壁,故易于触及,而胎心音由胸部传出,故在胎儿肢体侧最响亮。颏后位时,耻骨联合上方触及胎儿枕骨隆突与胎背间有明显凹沟,胎心音多较远且轻。

(2)阴道检查

触及软硬不均、不规则的颜面部,能辨明胎儿的口、鼻、颧、眼、颏各部。按颏部位置确定颏前或颏后位。

3.辅助检查

B 超可较早确定胎位及除外胎儿畸形。

【治疗原则】

(1)凡骨盆狭窄、高龄产妇、胎儿窘迫,无论颏前或颏后位,尽早行剖宫产术结束分娩。

(2)经产妇,产道与产力正常,颏前位者,可考虑等待其自然分娩,必要时子宫颈口开全且颏部抵达骨盆底后,以产钳助产。颏后位者,不能经阴道分娩,必须行剖宫产术。

第五节　胎儿因素

一、巨大胎儿

胎儿出生体重≥4000g,称为巨大胎儿。由于胎儿较大及胎头不易变形,即使胎位、产道及产力均正常,也常造成难产。

【诊断标准】

1.腹部检查

子宫底高度,腹围的增长超过正常范围;妊娠图显示在第 90 百分位数以上;无羊水过多征象;触诊胎体大、胎头也大。

(2)辅助检查

B 超检查胎儿双顶径、股骨长、腹围等值均超过正常范围。宫高+腹围≥140cm,双顶径+股骨长>17cm 常提示巨大儿可能性大。

【治疗原则】

(1)孕期筛查有无糖尿病,如合并 GDM,予以积极治疗。

(2)妊娠晚期估计有无头盆不称,估计胎儿体重>4500g 者,为防止发生肩难产,应选择剖宫产。

(3)如估计胎儿体重 4000g 左右,无明显头盆不称,可予试产,但试产时间不宜过久,临产后密切观察胎头下降和枕位情况,必要时行剖宫产术。

（4）试产成功，胎头娩出后，尚需警惕肩难产，应作好处理准备。

二、脑积水

【诊断标准】

1.腹部检查

在子宫底部或耻骨联合上方扪及宽大、较软、似有弹性的胎头。

（2）阴道检查

如为头先露而宫颈口已扩张，可扪及胎头颅缝增宽，囟门大且紧张，颅骨骨质软而薄，触之有乒乓球样感觉。

3.辅助检查

（1）B超：胎头双顶径增宽，脑室扩大，脑室宽度＞1/3大脑半球直径，脑积水可疑；＞1/2大脑半球直径，可以诊断。

（2）X线：腹部摄片可见胎儿颅骨轮廓增大、骨质薄，颅缝增宽，囟门宽大，颜面部分相对变小等影像。

【治疗原则】

一旦确诊，应及早引产。临产后可行穿颅术，避免母体损害。臀先露者，待胎体娩出后，穿刺胎头后液。使胎头体积缩小后再牵出。

三、无脑儿

【诊断标准】

1.腹部检查

感觉胎头较小。

（2）阴道检查

扪及凹凸不平的颅底部，应与臀位或颜面位鉴别。

3.辅助检查

（1）B超：胎儿颅骨不显像。

（2）X线：腹部平片显示无头盖骨的胎头。

（3）生化测定：羊水或母血中甲胎蛋白值升高。

【治疗原则】

一旦确诊，应及早引产，等待胎儿自然娩出。如发生胎肩娩出困难，可等待或行毁胎术。

参 考 文 献

1.李亚里,姚元庆.妇产科聚焦:新理论新技术新进展与临床实践[M].北京:人民医出版者,2011

2.李立.简明妇产科学[M].北京:人民军医出版社,2008

3.马惠荣.妇科疾病[M].北京:中国中医药出版社,2009

4.魏丽惠.妇产科诊疗常规[M].北京:中国医药科技出版社,2012

5.黄艳仪.妇产科危急重症救治[M].北京:人民卫生出版社,2011

6.马丁.妇产科疾病诊疗指南[M].第三版.北京:科学出版社,2013

7.谢辛.妇科疾病临床诊疗思维[M].北京:人民卫生出版社,2009

8.贺晶.产科临床工作手册[M].北京:人民军医出版社,2013

9.徐杰,蔡昱.妇科病中西医实用手册[M].北京:人民军医出版社,2014

10.刘琦.妇科肿瘤诊疗新进展[M].北京:人民军医出版社,2011

11.张晓东,王德权.性病诊断与防治[M].北京:人民军医出版社,2012

12.赵粉琴.不孕不育症[M].北京:化学工业出版社,2013

13.陈子江,刘嘉茵.不孕不育专家推荐诊疗方案[M].北京:人民军医出版社,2013

14.朱兰.妇产科常见疾病的临床用药[M].北京:人民卫生出版社,2011

15.李祥云.实用妇科中西医诊断治疗学[M].北京:中国中医药出版社,2005

16.周伟生,赵萍.妇产科影像诊断与介入治疗[M].北京:人民军医出版社,2012

17.冯琼,廖灿.妇产科疾病诊疗流程[M].北京:人民军医出版社,2014

18.王子莲.妇产科疾病临床诊断与治疗方案[M].北京:科学文化出版社,2010

19.王立新,姜梅.妇产科疾病护理及操作常规[M].北京:人民军医出版社,2012

20.于传鑫,李儒芝.妇科内分泌疾病治疗学[M].上海:复旦大学出版社,2009

21.张玉珍.中医妇科学[M].北京:中国中医药出版社,2007

22.赵兴波.门诊妇科学[M].北京:人民卫生出版社,2007

23.鲁红.妇科超声诊断与鉴别诊断[M].北京:人民军医出版社,2012

24.刘淮.妊娠合并急性胰腺炎诊断及处理[J].中国实用妇科与产科杂志,2011,2(2):111-114

25.赵秀芳.妊娠剧吐合并食管贲门黏膜撕裂症16例分析[J].现代医学,2006,6(6):63

26.蔡林雪.妊娠期应合理选择抗消化道溃疡药物[J].海峡药物.2010,5(5):184-186

27.张惜阴.实用妇产科学[M].北京:人民卫生出版社,2003

28.丰有吉.妇产科学[M].北京:人民卫生出版社,2010